全民健康科普丛书

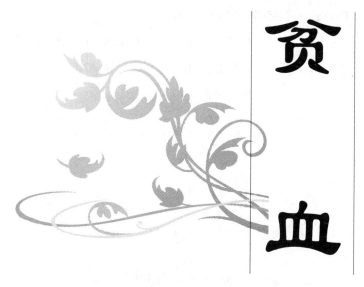

贫血

206问

全民健康科普丛书编写组　编著

U0218849

中国协和医科大学出版社

北　京

图书在版编目（CIP）数据

贫血206问 / 全民健康科普丛书编写组编著. —北京：中国协和医科大学出版社，2023.12（2025.1重印）.

（全民健康科普丛书）

ISBN 978-7-5679-2299-0-01

Ⅰ.①贫… Ⅱ.①全… Ⅲ.①贫血-防治-问题解答 Ⅳ.①R556-44

中国国家版本馆 CIP 数据核字（2023）第 201606 号

编　著	全民健康科普丛书编写组
策划编辑	栾　韬
责任编辑	陈　佩
封面设计	邱晓俐
责任校对	张　麓
责任印制	黄艳霞
出版发行	中国协和医科大学出版社
	（北京市东城区东单三条9号　邮编100730　电话010-65260431）
网　址	www.pumcp.com
印　刷	三河市龙大印装有限公司
开　本	710mm×1000mm　1/16
印　张	7.25
字　数	90千字
版　次	2023年12月第1版
印　次	2025年1月第2次印刷
定　价	30.00元

序

"全民健康科普丛书"的出版，可喜可贺！

有两点值得称道：

其一，党和国家重视科学普及，把科学普及与科技创新同等对待。特别是医学科普，更是关系到"健康中国""人人健康"的大事。一定要把防病知识推广到群众中去，特别是农村中去。

我们通常说、让群众掌握科学，让群众掌握生命健康为主动权，也就在于此。医学科普重点是在防病知识的普及，我们经常讲"保健靠自己，看病找大夫"。把以往"我我有病，变成我找医生看病"。这是一个重要的

观念转化向题，又是医学普及的焦点
和制高点。

其二，本书的出版，又再一次强调，
一个医生除了临床诊治和研究以外，
需重视科普工作，把它作为医生职责
的组成部分。这是从我们学一辈医了家
们就开始倡导、道身体力行的。林巧稚
大夫往考教我们："当病人出现了向题
有我大夫，医生的职责之佳了一大半！"
这一至理名言说（体现）预防为主，又突
出了科普的重要和必要。

我们向林巧稚大夫等等的学习，
除了对知识和技术的渴望、对真理
的追求和理特、对人的善良、同情和
关爱以外，还有改善人与社会健康
的智慧。人与社会的健康是需要科
学普及来完成的。

一句《论语》方有，但是很深刻的话，就是："如果你仅仅是个好医生，就还不是一个好医生。"医生与病人结合起来，科学与普及结合起来。这就是我们的方向，这就是关爱大众、发展医学的方向。

是为序。

郎景和

二〇二三年十二月

序

"全民健康科普丛书"的出版，可喜可贺！

有两点值得称道：

其一，党和国家重视科学普及，把科学普及与科技创新同等对待。特别是医学科普，更是关系到"健康中国""人人健康"的大事。一定要把防病知识推广到群众中去，特别是农村中去。

我们通常说，让群众掌握科学，让群众掌握生命健康的主动权，也就在于此。医学科普重点在于防病知识的普及，我们强调"保健靠自己，看病找大夫"。把"医生找我看病，变成我找医生查体"。这是一个重要的观念转化问题，也是医学普及的焦点和制高点。

其二，本书的出版，又再一次强调，一个医生除了临床诊治和研究以外，要重视科普工作，把它作为医生职责的组成部分。这是从我们老一辈的医学家们就开始倡导，并身体力行的。林巧稚大夫经常教导我们："等病人出现了问题，再找大夫，医生的职责已经丢掉了一大半！"这一至理名言既体现了预防为主，又突出了科普的重要和必要。

我们向林巧稚大夫等前辈学习，除了对知识和技术的渴望，对真理的追求和理解，对人的善良、同情和关爱以外，还有改善人与社会健康的智慧。人与社会的健康是要靠科学普及来完成的。

一句似乎矛盾，但是很深刻的话，就是："如果你仅仅是个好医生，就还不是一个好医生。"医生与病人结合起来，科学与普及结合起来。这就是我们的方向，这就是关爱大众、发展医学的方向。

是为序。

郎景和
二〇二三年十二月

前　言

  2016 年 10 月，中共中央、国务院印发《"健康中国 2030"规划纲要》，提出"普及健康生活、优化健康服务、完善健康保障、建设健康环境、发展健康产业"五个方面的战略任务。党的十九大报告也进一步将"实施健康中国战略"纳入国家发展的基本方略，把人民健康提升到"民族昌盛和国家富强的重要标志"地位。这一系列决策，标志着健康中国建设进入了全面实施阶段。而医学科普，则是强化国民健康理念、提高全民健康素养、实现"健康中国"这一伟大战略目标的关键途径之一。

  在当前信息时代背景下，公众获取信息的途径多样，且各类平台的"健康科普"信息良莠不齐，其专业性和科学性往往不能得到保障。因此，权威的医学科普不能缺位，对于大众健康知识的传播、健康素养的提升刻不容缓。在这样的大背景下，我们组织各临床专业的专家编写了这套"全民健康科普丛书"，旨在提供给大众专业、权威的科普知识，让大众可以放心地去读、安心地去学。

  本套书紧密围绕人们日常生活最常见的一些疾病，由相关科室的医生精选了临床上病人常会问到的问题，涉及生理基础、发病原因、临床症状、检查手段、治疗方法、用药禁忌、日常注意事项等方方面面，作者用通俗易懂的语言，由浅入深地回答病人的疑问。通过阅读本系列丛书，可使大众对相关疾病有一个科学的、整体的认知，使未患病者能够防患于未然，引导已患病者能够科学治疗、早日康复。

病人疑问的搜集和整理不是一日之功、一人之劳，需要集思广益，感谢所有编者以及相关科室同仁对本套书编撰的大力支持。本书难免有疏漏之处，诚恳希望读者批评、指正。

全民健康科普丛书编写组

2023 年 9 月

目　录

 血液和贫血基础知识

二　缺铁性贫血

三　巨幼细胞贫血

四　溶血性贫血

五 再生障碍性贫血

六　慢性病性贫血和继发性贫血

七　其他贫血

八　预防贫血

一

血液和贫血基础知识

1. 血液有哪些组成成分？

血液是人体心血管系统中循环流动的液态组织。血液是由血浆和血细胞组成。血浆 pH 为 7.35～7.45，主要成分是水，约占血浆总量的 90%，其余为血浆蛋白、脂蛋白、无机盐、氧以及细胞代谢物、激素、酶和抗体等。血细胞则包括红细胞、白细胞和血小板。

成人各类血细胞均起源于骨髓造血干细胞，正常成人的骨髓不断生成血细胞来补充血液中陆续衰老死亡的血细胞，以保持血液中血细胞总量基本恒定。正常人血液的比重是 1.050～1.060，由其中的红细胞数量和血浆蛋白的含量所决定。血液中的红细胞数量越多，血浆蛋白含量越高，血液的比重就越大。通常，贫血病人的血液比重是偏低的。

人体各器官的生理和病理变化会引起血液成分的变化，因此通过验血来观察血液成分的变化，是诊断疾病的重要手段。

2. 血液的主要功能是什么？

血液的功能主要包括 4 个方面：运输氧气和各类物质，保持体内内环境稳定，防御和保护功能，调节体温。

（1）运输氧气和各种物质：血液占全身体重的 7%～8%，成年人的血液总量为 4000～6000 毫升。血液每天要循环全身许多遍，能将机体所需要的氧气、蛋白质、糖类、脂肪酸、维生素、水和电解质等营养物质运送到全身各组织，同时也将组织的代谢产物如二氧化碳、尿素、尿酸等运送到肺、肾、皮肤和肠道，排出体外。此外，人体内各内分泌腺分泌的激素也是通过血液运输到各相应的器官而发挥作用。

（2）保持体内内环境稳定：内环境主要是指血液的酸碱度（pH），应该保持稳定状态。正常人血浆的 pH 为 7.35~7.45，过酸或过碱都会危及生命。血液中有许多强有力的缓冲物质（如蛋白质、血红蛋白）及缓冲对（如碳酸氢钠和碳酸、磷酸氢二钠和磷酸二氢钠等），这些缓冲物质及缓冲对在血液循环中可以中和进入血液内的酸性或碱性物质，从而保持血液内环境的稳定。

（3）防御和保护功能：血浆中的多种免疫物质，如抗毒素、溶菌素等，能对抗或消灭外来的毒素和细菌。中性粒细胞和单核细胞能吞噬细菌和异物。淋巴细胞有重要的免疫功能，T 淋巴细胞主要与细胞免疫有关，B 淋巴细胞主要与体液免疫有关。血小板在止血、凝血过程中起着重要作用。当血管破裂时，血小板可聚集在破口处堵塞破口，并与各种凝血因子形成凝血块而起止血作用。

（4）调节体温：人体器官活动时会产生热量，而流经器官的血液能够吸收这些热量，并把这些热量运送到体表的皮肤散发出去，参与体温调节，维持体温的相对恒定。

3. 什么是全血黏度？

全血黏度是血液随不同流动状况（切变率）及其他条件而表现出的黏度。全血黏度是一个综合反映血浆黏度、血细胞比容、红细胞变形性和聚集能力、血小板和白细胞流变特性的指标。影响血液黏度的因素很多，主要因素包括红细胞和血浆蛋白的浓度及血浆内部的分子或颗粒之间的摩擦力。血液中的红细胞数量越多，血浆蛋白的含量越高，血液黏度就越大。正常人血液的相对黏度（以水的黏稠度作为基准 1）为 4~5，男性标准参考区间通常比女性高一些。全血黏度是血液最重要的流变学特性参数，为临床许多疾病的诊断、治疗和预防提供重要依据。例如：贫血病人的血液黏度是偏低的，高脂血症病人的血液黏度往往是增高的。

4. 红细胞是在哪里生成的？

正常成人身体每小时要制造 5 亿个新红细胞，骨髓就是生产这些红细胞的"工厂"。在婴儿和儿童时期，全身的骨髓都充满了红骨髓，担负着造血（包括红细胞、白细胞和血小板等）的任务。随着年龄的增长，骨髓腔内的红骨髓含量逐渐减少，造血功能和红细胞的生成逐渐降低。成年以后，长骨（即股骨和胫骨）的红细胞生成降低到极低的水平，只有脊椎骨、胸骨、肋骨、骨盆及颅骨的骨髓才产生红细胞。红细胞的产生过程需要历经原始红细胞、早幼红细胞、中幼红细胞、晚幼红细胞，后者脱去细胞核成为网织红细胞，网织红细胞入血后变为成熟红细胞。

5. 红细胞的寿命有多久？

红细胞的寿命平均为 120 天。随着红细胞逐渐衰老，人体每天大约有 1/120 的红细胞在衰老后自然消亡。90% 的衰老红细胞在经过脾脏时，被其中的单核-巨噬细胞吞噬清除。10% 的衰老红细胞在血管内破坏，释放出血红蛋白被肝脏摄取而排出。与此同时，又有大致相等数量的新生红细胞由骨髓制造出来，进入血循环中以补充死亡的红细胞。如此可以保持血循环中成熟红细胞数量的相对平衡，维持人体正常生理的需要。

6. 正常红细胞是如何消亡的？

正常红细胞的消亡有以下两种形式。

（1）在血循环中直接破坏消亡：红细胞在衰老后，其内所含的能量和酶的活性逐渐减少和降低，使红细胞的变形能力下降，在血流的冲撞下，容易破碎而消亡。正常衰老的红细胞中 10%～20% 是以这种方式自然消亡的。

（2）被单核-巨噬细胞吞噬而消亡：红细胞在衰老过程中，随着能量和酶活性的改变，其细胞膜表面结构发生了变化，导致红细胞的变形能力降低，被脾脏内的单核-巨噬细胞识别而捕捉、吞噬和消化。正常衰老的红细胞中 80%～90% 是以这种方式而消亡的。

 7. 红细胞有哪些功能？

正常红细胞的主要成分是血红蛋白，约占红细胞干重的 90%，因而血红蛋白的功能也就是红细胞的功能，即运输氧气（O_2）和二氧化碳（CO_2）。血红蛋白中的 Fe^{2+} 可以在肺部氧分压高的地方与氧气分子结合，形成氧合血红蛋白（HbO_2），然后在身体组织氧分压低的地方，又与氧解离，释放出氧气，成为还原血红蛋白。血红蛋白运送氧气到全身各组织的同时，还可以将细胞代谢后产生的二氧化碳运到肺部呼出。贫血时，血红蛋白的浓度降低，血液运输氧气的能力下降，导致组织细胞缺氧，并引起一系列的临床症状。

 8. 什么是血常规？

血常规也称为"血象"，是指血细胞的形态、数量、百分比和血红蛋白含量的测定结果。过去血常规只包括红细胞计数、血红蛋白测定、白细胞计数及分类和血小板计数。随着自动化血细胞分析仪的普及和应用，现在的血常规也称为"血细胞分析"，因采用分析仪的类型不同，血细胞分析的内容有 12 项至 18 项不等。

9. 怀疑贫血时，常抽血检查哪几项内容？

怀疑贫血时，常抽血检查红细胞计数及形态、血红蛋白水平、平均红细胞体积、平均红细胞血红蛋白含量和平均红细胞血红蛋白浓度、血细胞比容、网织红细胞百分比和绝对值。

10. 什么是网织红细胞？

网织红细胞是刚从骨髓释放入血液尚未成熟的红细胞。因胞质内残留少量核糖体，易被煌焦油蓝染色呈细网状，故称网织红细胞。网织红细胞在血流中大约经过一天后完全成熟，核糖体消失，成为成熟红细胞。成年人网织红细胞占红细胞总数的 0.5%～1.5%。观察网织红细胞的计数，可以评估贫血病人的治疗效果，如果网织红细胞计数增加，说明治疗有效。

11. 网织红细胞分为几种类型？

根据网织红细胞的不同发育阶段，可将其分为 4 种类型。Ⅰ型：嗜碱物质位于红细胞中央，为致密的线团状。Ⅱ型：细胞中央的线团状嗜碱物质结构开始松散。Ⅲ型：嗜碱物质呈不规则的枝点状散在于红细胞质内。Ⅳ型：嗜碱物质进一步减少，呈单独的点状或短丝状。

Ⅰ型和Ⅱ型网织红细胞存于骨髓内，正常情况下，周围血涂片中见不到Ⅰ型或Ⅱ型网织红细胞，偶见Ⅲ型网织红细胞，主要见到的是Ⅳ型网织红细胞。

12. 红细胞指数包括哪些项目？

红细胞指数又称红细胞参数平均值，包括平均红细胞体积（MCV）、平均红细胞血红蛋白（MCH）、平均红细胞血红蛋白浓度（MCHC）。

13. 红细胞指数测定有何临床意义？

基于不同的临床特点，贫血有不同的分类。红细胞指数测定主要用于贫血的形态学分类，可以作为医生寻找和确定贫血病因的参考（表1-1）。

表1-1　贫血的形态学分类

MCV/fl	MCH/pg	MCHC/（g·L^{-1}）	贫血类型
80~100	27~31	320~360	正常细胞性贫血
>100	>31	320~360	大细胞性贫血
<80	<27	320~360	小细胞性贫血
<80	<27	<320	小细胞低色素性贫血

14. 贫血的形态学分类有何临床意义？

贫血的形态学分类对于辅助诊断和指导治疗具有重要意义。正常细胞性贫血，常见于急性失血性贫血、溶血性贫血及再生障碍性贫血；大细胞性贫血，多见于巨幼细胞贫血、肝病性贫血及网织红细胞增多的溶血性贫血；小细胞性贫血，多为慢性病性贫血；小细胞低色素性贫血，多为缺铁性贫血、珠蛋白生成障碍性贫血和铁粒幼细胞性贫血。贫血病人先进行形态学分类，便于医师进一步选择相应的化验测定，以明确诊断。

 ## 15. 为什么有时需要直接观察红细胞形态？

某些特殊的红细胞形态对贫血的诊断具有重要价值。例如，球形红细胞对遗传性球形红细胞增多症、靶形红细胞对珠蛋白生成障碍性贫血和某些血红蛋白病、镰状红细胞对镰状细胞增多症、破碎红细胞对微血管病性溶血性贫血以及红细胞中心淡染区扩大对缺铁性贫血等均有意义。当怀疑患有上述种类贫血时，应该做红细胞涂片检查，观察红细胞的形态，以帮助诊断。

16. 正常红细胞的形态是什么样的？

正常红细胞呈双面凹陷、周边稍厚的圆盘状，直径 $7\sim8\mu m$，中间较薄，约 $1\mu m$，边缘较厚，约 $2\mu m$。成熟红细胞没有细胞核，也无任何细胞器，胞质内充满血红蛋白，因而使红细胞呈红色。在血涂片中，红细胞中央部呈浅红色。这种形态与同体积的球形结构相比，表面积增大约 25%，而且细胞内任何一点距细胞表面都不超过 $0.85\mu m$，有利于细胞内外气体的迅速交换。红细胞具有弹性和可塑性，在通过直径比它自身还小的毛细血管时，可改变形状，而且通过后仍能恢复原形。

17. 什么是球形红细胞？

正常红细胞的形态是中间薄、周边稍厚的圆盘状，而球形红细胞往往是由于细胞膜结构的异常，使细胞呈现球形，失去细胞中央的淡染区。球形红细胞体积较小，细胞直径短于正常红细胞，平均为6.4μm，厚度增加，平均为2.6μm，染色深。这类球形红细胞常见于遗传性球形红细胞增多症和伴有球形红细胞增多的其他溶血性贫血，如自身免疫性溶血性贫血、新生儿溶血病及红细胞酶缺陷所致的溶血性贫血。

18. 什么是靶形红细胞？

与正常红细胞相比，靶形红细胞在红细胞中央淡染区内有一个染色深的地方，而细胞边缘又深染，酷似打靶用的靶子。靶形红细胞直径可比正常红细胞大或正常，但厚度变薄。这是由于这类细胞体积减小，致使细胞表面积相对增大，多余的膜堆积在中央而形成靶心。靶形红细胞见于珠蛋白生成障碍性贫血和某些血红蛋白病。此外，在阻塞性黄疸时，由于血浆脂类代谢异常，游离的胆固醇和磷脂进入红细胞膜，使膜面积增大，在细胞中央堆积形成靶形。在上述情况时，血涂片中可见到靶形红细胞。

19. 什么是镰形红细胞？

镰形红细胞形如镰刀状（或新月状），失去原来红细胞的双凹陷盘状。这是由于血红蛋白的基因突变，纤维状多聚体形成，其排列方向与细胞膜平行，且与细胞膜紧密地接触后使细胞变形的结果。这类镰形红细胞见于镰形细胞综合征（包括镰形细胞贫血和某些血红蛋白病）。

20. 什么是贫血？判断患有贫血的标准是什么？

贫血是人体外周血红细胞容量减少，低于正常范围下限，不能运输足够的氧至组织。由于红细胞容量测定较复杂，临床上常以血红蛋白（Hb）浓度代替。Hb 浓度受年龄、性别及长期居住地的海拔高度等因素影响。

中国的贫血诊断标准为：海平面地区成年男性 Hb<120g/L；成年女性 Hb<110g/L；妊娠女性 Hb<100g/L。1972 年世界卫生组织（WHO）制定的诊断标准为在海平面地区，6 个月至 6 岁以下儿童 Hb<110g/L，6~14 岁儿童 Hb<120g/L，成年男性 Hb<130g/L，成年女性 Hb<120g/L，妊娠女性 Hb<110g/L，即可诊断贫血。

高原地区居民 Hb 浓度正常值高于海平面居民。同时应该注意，上述正常值是指正常血容量时而言。在妊娠、肝硬化或低蛋白血症、充血性心力衰竭或全身水肿时，由于血浆容量增加，血液被稀释，血红蛋白浓度降低，容易被误诊为贫血。在脱水或失血等循环血容量减少情况时，由于血液浓缩，血红蛋白浓度增高，即使有贫血也不容易表现出来，容易产生漏诊。因此，在诊断贫血时，应综合考虑上述的影响因素。

21. 贫血会有哪些危害？

贫血时，人体血液红细胞不能满足正常的生理功能需求，会影响疾病治疗的预后，增加妇女、儿童的死亡率及患病率，影响儿童的认知发育，造成劳动能力下降。

由于体内血红蛋白浓度降低，血红蛋白向人体组织输送氧的能力降低，导致组织器官缺氧，会出现一系列症状和体征。贫血病人主要表现为面色苍白、黏膜发白、皮肤干燥、毛发无光泽等。贫血症状的轻重与贫血的程度及贫血进展的速度及各器官、系统对贫血的代偿和耐受能力有关。多数人开始时仅感觉疲乏、无力，随着贫血的加重，逐步会出现多系统的症状。

（1）心血管系统：轻度贫血时，安静状态下可无明显表现，仅活动后有心悸、心率加快；中、重度贫血时，无论何种状态均可出现心悸和心率加快，且贫血越重，活动量越大，心脏负荷越重，症状越明显；长期贫血，心脏超负荷工作且供血不足，会导致贫血性心脏病，此时不仅有心率变化，还可有心律失常、心脏结构异常，甚至心功能不全。

（2）神经系统：常见头痛、头晕、耳鸣、眼花、注意力不集中、记忆力减退、嗜睡等。

（3）消化系统：食欲减退、腹胀、恶心、大便规律和性状改变等。

（4）呼吸系统：轻度贫血，由于机体有一定的代偿和适应能力，平静时呼吸次数可能不增加；活动后，机体处于低氧、高二氧化碳状态，刺激呼吸中枢，进而引起呼吸加快、加深。重度贫血时，即使平静状态也可能有气短甚至端坐呼吸。

（5）内分泌系统：长期贫血会影响甲状腺、性腺、肾上腺、胰腺的功能，会改变促红细胞生成素和胃肠激素的分泌。

（6）生殖系统：长期贫血会使睾丸的生精细胞缺血、坏死，进而影响睾酮的分泌，减弱男性特征。对女性，贫血除影响女性激素的分泌外，还可因合并凝血因子及血小板量或质的异常而导致月经过多。

（7）皮肤黏膜：苍白是贫血时皮肤、黏膜的主要表现，其机制主要是贫血通过神经体液调节引起有效血容量重新分布，为保障重要脏器（如脑、心、肾、肝、肺等）供血，相对次要脏器（如皮肤、黏膜）则供血减少。另外，由于 Hb 浓度降低，也会引起皮肤、黏膜颜色变淡。粗糙、缺少光泽甚至形成溃疡是贫血时皮肤、黏膜的另一类表现。

（8）免疫系统：所有继发于免疫系统疾病的贫血病人，均有原发免疫系统疾病的临床表现。贫血本身也会引起免疫系统的改变，如红细胞减少会降低红细胞在抵御病原微生物感染过程中的调理素作用，红细胞膜上 C_3 的减少会影响机体的非特异性免疫功能。

（9）泌尿生殖系统：多尿、夜尿次数多，长时间可引起肾功能受损。

 22. 如何判断贫血的严重程度？

判断贫血严重程度最好的办法是测定血红蛋白浓度或血细胞比容，而不是由症状的轻重来定。因为贫血的临床表现与机体对贫血的代偿状况有关。急性失血后贫血的病人，由于机体尚未出现代偿，临床症状较为明显。而慢性贫血病人，虽然贫血程度较严重，血红蛋白浓度可能只有 $50 \sim 60 g/L$，由于机体已有代偿，病人可能仅有轻微的症状，故不能由病人的症状轻重来判断贫血的程度。

23. 贫血如何进行分类？

贫血是临床上较为常见的症状，基于不同的临床特点，贫血有不同的分类。如：按红细胞形态，分为大细胞性贫血、正常细胞性贫血和小细胞低色素性贫血；按贫血进展速度，分为急、慢性贫血；按血红蛋白浓度，分为轻度、中度、重度和极重度贫血；按骨髓红系增生情况，分为增生不良性贫血（如再生障碍性贫血）和增生性贫血（除再生障碍性贫血以外的贫血）等。

24. 如何根据红细胞的形态进行贫血的分类？

根据红细胞的形态，可将贫血分为以下 3 类。

（1）小细胞低色素性贫血：特征为红细胞体积减小，血涂片可见红细胞大小不等，中心淡染区扩大，检测平均红细胞体积（MCV）小于 80fl，平均红细胞血红蛋白浓度（MCHC）小于 320g/L。可见于缺铁性贫血、铁粒幼细胞贫血及珠蛋白生成障碍性贫血（曾称地中海贫血）等。

（2）大细胞性贫血：指平均红细胞体积>100fl，形态上红细胞体积增大（直径>10μm）的一类贫血。这类贫血大多数是正常色素性的。引起的原因主要是叶酸和/或维生素 B_{12} 缺乏的巨幼细胞贫血、溶血性贫血合并网织红细胞增多，还有些肝脏疾病、甲状腺功能减退症者亦可出现大细胞性贫血。

（3）正常细胞性贫血：指平均红细胞体积为 80~100fl，平均红细胞血红蛋白浓度为 320~360g/L，红细胞形态、大小正常的一类贫血。引起此类贫血的主要疾病有再生障碍性贫血、溶血性贫血、急性失血性贫血、脾功能亢进及肾衰竭性贫血等。

25. 贫血的发病机制是什么？

贫血的发病机制主要包括三个方面：红细胞生成减少、红细胞破坏过多和失血。

（1）红细胞生成减少：红细胞生成主要取决于造血细胞、造血调节和造血原料三者任一项异常，均可导致红细胞生成减少。①造血细胞异常：包括多能造血干细胞、髓系干/祖细胞及各期红系细胞异常。造血干细胞异常，见于获得性再生障碍性贫血、纯红细胞再生障碍性贫血、先天性红细胞生成异常性贫血、造血系统恶性克隆性疾病及髓外肿瘤的骨髓转移。②造血调节异常：包括细胞调节（如骨髓基质细胞、淋巴细胞的影响）、造血细胞凋亡和因子调节（如干细胞因子、白介素、粒细胞-单核细胞集落刺激因子、粒细胞集落刺激因子、红细胞生成素、血小板生成素、血小板生长因子、肿瘤坏死因子和干扰素等正负调控因子）。骨髓基质细胞受损（如骨髓坏死、原发性骨髓纤维化等）、淋巴细胞功能亢进（如获得性再生障碍性贫血、免疫性溶血性贫血等）和造血因子水平异常均可影响血细胞生成，破坏血细胞或抑制造血，导致贫血。③造血原料不足：造血原料指造血细胞增殖、分化、代谢及细胞构成必需的物质，如蛋白质、脂类、维生素（叶酸、维生素 B_2 等）、微量元素（铁、铜、锌等）。见于巨幼细胞贫血、缺铁性贫血和慢性病性贫血等。

（2）红细胞破坏过多：即溶血性贫血。按溶血部位分为血管外溶血性贫血和血管内溶血性贫血；按病因分为先天性和后天性溶血性贫血；按导致溶血异常所在部位，分为红细胞自身异常（膜、酶、珠蛋白异常）和红细胞周围环境异常所致溶血性贫血。

（3）失血：按失血速度，分为急性和慢性；按失血量，分为轻、中、重度；按失血原因，分为凝血功能障碍性疾病（如免疫性血小板减少性紫癜、血友病和严重肝病等）和非凝血功能障碍性疾病（如外伤、肿瘤、结核病、支气管扩张、消化性溃疡、肝病、痔、泌尿生殖系统疾病等）。慢性失血性贫血通常合并缺铁性贫血。

 26. 贫血如何按发病机制进行分类？

贫血按发病机制的分类见表1-2。

表 1-2 贫血的分类（按发病机制）

发病机制	临床疾病
红细胞生成减少	
造血细胞异常	获得性再生障碍性贫血、纯红细胞再生障碍性贫血、先天性红细胞生成异常性贫血、造血系统恶性克隆性疾病及髓外肿瘤的骨髓转移
造血调节异常	骨髓坏死、原发性骨髓纤维化、获得性再生障碍性贫血、免疫性溶血性贫血
造血原料不足	巨幼细胞贫血、缺铁性贫血、慢性病性贫血
红细胞破坏过多	先天性溶血性贫血、后天性溶血性贫血
失血性贫血	急性失血性贫血、慢性失血性贫血

 ## 27. 什么是营养性贫血？

营养性贫血是指机体因缺乏造血所需的营养物质而导致的贫血。骨髓在造血过程中，需要多种原料，其中最主要的原料有铁、叶酸、维生素 B_{12}、维生素 B_6、核黄素、泛酸、氨基酸、核苷酸及锌、铜等。正常情况下，这些造血原料可由合理的饮食摄入或人体本身合成来保证供应。但在特殊情况及病理状态下，会出现某些营养物质的缺乏，影响了正常的造血而出现的贫血就是营养性贫血。如缺铁导致的缺铁性贫血，缺乏叶酸和/或维生素 B_{12} 引起的巨幼细胞贫血等。

28. 哪些人容易患营养性贫血？如何预防营养性贫血？

营养性贫血好发于 1~2 岁的婴幼儿、生长发育期的青少年、育龄期妇女和老年人。

婴幼儿由于身体发育尚不完全，消化吸收功能弱，导致造血营养物质的缺乏引起贫血。生长发育期的青少年，因为生长发育需要消耗大量营养，如长期得不到补充或者有偏食习惯，会导致营养缺乏引起贫血。育龄期妇女可由于月经量过多，营养物质消耗较大引起营养性贫血。老年人容易因为口腔问题或消化系统疾病导致食欲减退，营养吸收不足，引起营养性贫血。

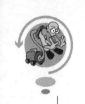

二

缺铁性贫血

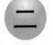 **29.** 什么是缺铁性贫血?

　　缺铁性贫血（IDA）是指人体内用于造血的血红蛋白的储存铁已被用尽，不能满足正常红细胞生成需要而发生的贫血。缺铁性贫血是最为常见的贫血类型，在育龄期妇女和婴幼儿中发病率很高。据世界卫生组织（WHO）报告，在儿童及孕妇等主要贫血人群中，缺铁性贫血发病率高于50%。缺铁性贫血的特点是骨髓、肝、脾及其他器官、组织中均缺乏可染色铁、血清铁、铁蛋白和转铁蛋白铁饱和度均降低，典型病例的贫血是小细胞低色素性。

 30. 为什么缺铁会引起贫血?

　　贫血是人体血液中缺乏红细胞造成的，而红细胞的主要成分是血红蛋白，约占红细胞干重的90%。血红蛋白是由铁、卟啉环及珠蛋白构成的。铁是合成血红蛋白不可缺少的成分。如果铁缺乏，血红蛋白就无法合成，进而影响红细胞的生成，发生贫血。

 31. 缺铁性贫血的常见原因是什么?

　　引起缺铁性贫血的常见原因包括：慢性失血、铁需求量增加但摄入不足、铁吸收障碍。

（1）慢性失血：是缺铁性贫血最主要和常见的病因，成年男性以消化道失血最常见，女性则以月经过多更多见。消化性溃疡、消化道肿瘤、钩虫病、食管-胃底静脉曲张破裂出血、痔出血及服用阿司匹林后出血等是慢性消化道出血的主要原因。女性则因患子宫肌瘤或功能性出血导致月经过多而致失血。反复发作的阵发性睡眠性血红蛋白尿症或有人工心脏瓣膜装置的病人亦常继发缺铁性贫血。慢性咯血、鼻出血也常引起缺铁性贫血。

（2）铁需求量增加但摄入不足：成人每天铁需求量为 1～2mg，婴幼儿、儿童、青少年及妊娠和哺乳期妇女尤其是多胎妊娠，铁的需求量增加，若摄入不足，可导致缺铁性贫血的发生。

（3）铁吸收障碍：有些药物或胃、十二指肠疾病可影响人体对铁的吸收，如金属（镓、镁）的摄入、抗酸药、H_2受体拮抗剂等药物均可抑制铁的吸收。萎缩性胃炎、胃及十二指肠术后、胃酸缺乏性疾病、慢性腹泻等均可影响铁的吸收。

32. 哪些人群是缺铁性贫血高发人群？

（1）婴幼儿及青少年：早产儿或低出生体重儿，6～23 月龄婴幼儿是缺铁性贫血的高发人群。早产儿或低出生体重儿因宫内储存不足、出生后追赶性生长对铁的需要量大；早产儿或低出生体重儿因先天不足，易发生反复感染、肠道出血，使铁的异常消耗增加；6～23 月龄婴幼儿因辅食添加过晚、动物性食物添加过少等原因使铁的膳食摄入不足，均易造成缺铁性贫血。青少年偏食易缺铁。

（2）孕妇：虽然随着妊娠的进展，孕妇血容量和红细胞数量逐渐增加，但胎儿、胎盘组织的生长均额外需要大量铁。整个孕期约额外需要增加 600～800 mg 铁，因而孕中期、孕晚期妇女铁摄入不足容易导致孕妇及胎儿发生缺铁性贫血。

（3）哺乳期妇女：哺乳期妇女存在分娩时失血，乳汁分泌也会损耗母体铁，但因在产后一段时间内无月经，哺乳期妇女可以通过合理膳食获得充足的铁，通常不需要额外补铁。但贫困地区的哺乳期妇女由于食物多样性不足，或哺乳期妇女膳食能量、铁摄入不足极易发生贫血。

（4）老年人：老年人是贫血高发人群。老年人器官功能出现不同程度衰退，且常伴有各种慢性病、多重用药等情况，加上生活或活动能力降低，容易出现食物摄入不足，从而发生营养不良，进而导致贫血等问题。

33. 缺铁性贫血有哪些临床表现？

缺铁性贫血症状轻重与贫血程度和速度有关。若贫血发展缓慢，虽已很重，但自觉症状可很轻。缺铁性贫血病人早期可无症状或症状轻微，随贫血加重逐渐出现头晕、头痛、面色苍白、乏力易倦、活动后心悸、气促、耳鸣等。病人还可出现一些组织缺铁表现，包括舌烧灼感、口角疼痛、食欲减退、吞咽困难、腹部胀气、嗳气、便秘等。儿童和青少年还可出现发育迟缓、智力低下、注意力不集中、记忆力减退、烦躁、易怒、淡漠等发育和神经精神症状。极少数病人（多见于儿童）可有嗜食泥土、煤球、石子、冰块等异食癖。体格检查主要表现为贫血，有些病人可出现指（趾）甲变脆、缺乏光泽、变薄、变平，重者凹下呈勺状（匙状甲）。在钩虫病所致贫血的病人中，部分严重病例可出现面容发黄而微肿，常称为"黄胖病"。少数病人可有轻度脾大。病人还常合并某些引起贫血的原发病的症状和体征。

34. 如何诊断缺铁性贫血？

当血红蛋白浓度低于人群正常下限，且外周血红细胞呈小细胞低色素性改变时，即平均红细胞体积（MCV）、平均红细胞血红蛋白含量（MCH）和平均红细胞血红蛋白浓度（MCHC）均降低，则高度怀疑为缺铁性贫血。如有缺铁证据或经铁剂治疗有效时，可确诊为缺铁性贫血（表 2-1）。

表 2-1 临床缺铁性贫血诊断指标及贫血判断方法（海拔 1000 米以下地区）

指标	≥15 岁人群		<15 岁人群
	孕妇	非孕妇	
血红蛋白/（g·L⁻¹）	<110	男性<130	6~59 月龄，<110
		女性<120	5~11 岁，<115
			12~14 岁，<120
平均红细胞体积/fl	80	80	6~23 月龄：<72
			2~10 岁儿童：70+年龄
平均红细胞血红蛋白含量/pg	<27	<27	<27
平均红细胞血红蛋白浓度/（g·L⁻¹）	<320	<320	<320
血清（浆）铁蛋白/（ng·ml⁻¹）	<30	<25	<12
转铁蛋白饱和度/%	<20	<20	<20

 ## 35. 什么是"反甲"？

"反甲"也称"匙状甲"，有些缺铁性贫血病人可出现指（趾）甲变脆、缺乏光泽、变薄、变平，重者凹下呈勺状，称为"反甲"，是严重缺铁性贫血的特殊表现。但反甲并不是缺铁性贫血所特有，许多皮肤病，如真菌感染等也会有类似病变。

36. 什么是普卢默-文森综合证？

普卢默-文森（Plummer-Vinson）综合征，也称缺铁性吞咽困难综合征。病因目前尚不清楚，一般认为缺铁是本病最基本的因素。因为铁不足导致含铁酶系统缺乏，影响黏膜代谢，引起食管上皮层的改变，形成食管蹼，导致吞咽困难。

该病大多数仅采用铁剂治疗即可使吞咽困难消失。因此，尽早补铁治疗贫血，可使吞咽困难迅速改善。少数大而厚的食管蹼单纯补铁不能消失，可用内镜电灼治疗或用内镜扩碎或扩张器扩张，少数严重者需外科手术切除蹼状物。

37. 如何治疗缺铁性贫血？

治疗缺铁性贫血的原则是去除缺铁的原因，补充足够铁至恢复正常铁储备。

首先尽可能去除导致缺铁的原因，如治疗消化道疾病，治疗导致月经过多的妇科疾病，改善婴幼儿、青少年及孕妇饮食，治疗寄生虫病、恶性肿瘤等。其次要补充铁。首选口服铁制剂，以元素铁计一日量150～200mg。常用铁剂均为亚铁制剂（三价铁口服不吸收），如富马酸亚铁、琥珀酸亚铁、多糖铁复合物、硫酸亚铁控释片、葡萄糖酸亚铁、右旋糖酐铁等。铁剂宜进餐时或进餐后服用，以减少药物对胃肠道的刺激。铁剂忌与茶同服。乳类、咖啡、蛋类、植物纤维等食物及钙、镁制剂等，也可抑制铁的吸收。

38. 为什么治疗缺铁性贫血要首选口服铁剂？

口服铁剂是为了避免吸收过多的铁，造成铁中毒。由于肠道对铁的吸收率约为 10%，肠上皮可以将人体不需要的多余铁形成铁蛋白存在肠上皮内，随着肠上皮的更新代谢而排出体外，故应该首选口服铁剂治疗缺铁性贫血。

39. 口服铁剂可能会有哪些不良反应？

口服用的铁剂均有收敛性，服后常有轻度恶心、胃部或腹部疼痛，轻度腹泻或便秘也很常见，多与剂量及品种有关。其中，硫酸亚铁反应最明显。缓释剂型的上述不良反应发生率可明显降低。通常停药后不良反应即可消失。

40. 服用铁剂时为什么要补充维生素 C？

血红蛋白只有与二价铁（Fe^{2+}）结合之后才能发挥携氧的功能，但服用二价铁剂进入人体后，有一部分二价铁会转化成三价铁（Fe^{3+}）。维生素 C 是一种还原剂，可以阻止低价的 Fe^{2+} 氧化为高价铁（Fe^{3+}），便于在肠内吸收。因而，在服用三价铁的铁剂时加用维生素 C，可提高铁的吸收效率。

41. 服用铁剂时为什么不要饮茶？

因为茶叶中的鞣酸盐和磷酸盐能与铁结合成不溶解的复合物，影响铁的吸收，故在服用铁剂治疗缺铁性贫血时不要同时饮茶。

42. 哪些病人考虑使用注射铁剂？

补铁通常首选口服铁剂，但有以下情况者，应考虑注射铁剂。

（1）确实不能耐受口服铁剂不良反应的病人；

（2）原有胃肠道疾病或妊娠剧吐，症状加重的病人；

（3）有长期腹泻、吸收不良综合征等疾病，导致无法正常吸收铁的病人；

（4）严重贫血急需快速提高血红蛋白浓度者（如妊娠晚期）；

（5）慢性失血量较大（如透析或自体输血采血量大）需短期内补充铁者。

常用注射铁剂有右旋糖酐铁（可肌内注射或静脉给药）或山梨醇铁（仅供肌内注射）。

43. 肌内注射铁剂有何不良反应？

肌内注射用铁剂的不良反应较多，如注射部位疼痛、色素沉着，易造成局部硬结，且长期不消失，并伴皮肤瘙痒。全身反应轻者有面部潮红、头痛、头晕；重者有肌肉关节酸痛、恶心、呕吐、腹泻、眩晕、寒战及发热；更严重者有呼吸困难、气促、胸前压迫感、心动过速、低血压、心搏骤停、大量出汗以致过敏性休克。肌内注射时宜用深部肌肉，并经常变换注射部位。给药时应有急救准备（肾上腺素、氧气及复苏设备等）。

44. 治疗缺铁性贫血的疗程应该有多长时间？

服用铁剂的过程中，除定期测定血红蛋白外，还应该测定血清铁蛋白来监测体内贮存铁量的恢复情况。在血红蛋白恢复正常水平后，还要等血清铁蛋白水平达 $50\mu g/L$ 后才能停药。如果没有条件测定血清铁蛋白水平，则在血红蛋白恢复正常以后，继续服用铁剂 4～6 个月才能停药。故口服铁剂治疗缺铁性贫血的疗程应在 6 个月以上。如果用肌内注射铁剂，将计算出的铁剂总量分成每周注射 2～3 次，每次 200mg，直到总剂量用完算疗程结束。

45. 使用铁剂治疗缺铁性贫血效果不佳的原因是什么？

使用铁剂后治疗效果不好，可能有以下几种原因。

（1）造成缺铁的原因未去除，如出血未停止，铁剂不足以补充丢失的铁量；

（2）腹泻、肠蠕动过速、胃肠结构变化（手术）后影响铁剂吸收等；

（3）铁剂补充剂量不足，因为铁剂的不良反应或其他原因，病人未能服用足够的剂量；

（4）病人同时有其他原因的营养性贫血存在，如巨幼细胞贫血常与缺铁性贫血同时存在；

（5）诊断有错误，病人不是缺铁性贫血；

（6）药物氧化失效、服用时未能充分溶解。

46. 如何预防缺铁性贫血？

（1）饮食：提倡均衡饮食，荤素结合，以保证足够热量、蛋白质、维生素及相关营养素（尤其铁）的摄入。为增加食物铁的吸收，可同时服用弱酸类食物，避免与抑制铁吸收的食物、饮料或药物同服。家庭烹饪建议使用铁制器皿，可得到一定量的无机铁。

（2）易患人群：食物铁或口服铁剂的预防性应用，婴幼儿要及时添加辅食，包括蛋黄、肝泥、肉末和菜泥等；生长发育期的青少年要注意补充含铁丰富的食物，避免挑食或偏食；妊娠与哺乳期妇女应增加食物铁的补充，必要时可考虑预防性补充铁剂，特别是妊娠期的妇女，可每天口服元素铁 10~20mg。

（3）相关疾病的预防、治疗：预防慢性胃炎、消化性溃疡、肠道寄生虫感染、长期腹泻、痔出血或月经过多等疾病，是缺铁性贫血治疗的关键，也是预防缺铁性贫血的重点。

47. 补铁宜吃哪些食物？

食物是补铁的主要途径，贫血病人应多食用含铁丰富的食物，如动物肝脏、瘦肉、大豆、紫菜、海带、木耳等。动物性食物中的铁含量高，且易被吸收；植物中的铁相较于动物性食物含量较低，但植物性食物，如猕猴桃、橙子、柑橘等，含有丰富的维生素C，利于铁的吸收。因此，缺铁性贫血病人饮食注意荤素搭配，全面均衡营养。

48. 缺铁的病人服用铁剂是不是越多越好？

缺铁病人服用铁剂并不是越多越好。缺铁的病人在服用铁剂时最好用铁蛋白进行监测，当血清铁蛋白达 $50\mu g/L$ 时就应停用，因为体内过多的铁会以含铁血黄素的形式存在于各脏器内，形成含铁血黄素沉着症，影响器官的功能（特别是心、肝、肾的功能受影响）。

49. 铁中毒的临床表现为何？

慢性铁中毒会形成含铁血黄素沉着症。急性铁中毒在儿童中最常见，由儿童误食铁剂所致。急性铁中毒开始主要表现为恶心、呕吐、腹泻等消化道症状，随后可有呼吸困难、嗜睡甚至昏迷。如果得不到及时救治，可出现代谢性酸中毒、休克甚至死亡。治疗上主要应用去铁胺。此外，还可给予碳酸氢钠纠正酸中毒，碱化尿液及其他对症治疗。

三

巨幼细胞贫血

50. 什么是巨幼细胞贫血？

巨幼细胞贫血（MA），是由于叶酸或维生素 B_{12} 缺乏或某些影响核苷酸代谢的药物导致血细胞 DNA 合成障碍所致的贫血。其特点是大细胞性贫血，细胞核发育障碍，细胞分裂减慢，与胞质的发育不同步，即细胞的生长和分裂不平衡。表现为细胞体积增大，这种特殊形态改变称为"巨幼变"。"巨幼变"可涉及红细胞、白细胞及巨核细胞（骨髓中一种生成血小板的前体细胞），故常表现为全血细胞减少。

51. 为什么叶酸缺乏会引起巨幼细胞贫血？

叶酸是 B 族维生素中的一种，在嘌呤核苷酸和嘧啶核苷酸及DNA 合成中起重要的辅酶作用。叶酸在肝内二氢叶酸还原酶的作用下，转变为具有活性的四氢叶酸。四氢叶酸是体内转移"一碳基团"的载体，参与嘌呤核苷酸和嘧啶核苷酸的合成，以及某些氨基酸的转化。四氢叶酸缺乏时，"一碳基团"转移发生障碍，胸腺嘧啶核苷酸合成发生困难，DNA 合成也受影响，细胞分裂速度减慢，往往停留在 G1 期（合成 RNA 和核糖体及复制所需的酶），而 S 期（DNA 合成期）及 G2 期（有丝分裂的准备期，RNA 和蛋白质合成）相对延长。这可以导致造血细胞细胞核发育停滞而造成细胞体积增大，无效造血，出现巨幼细胞贫血。

52. 为何维生素 B$_{12}$ 缺乏会引起巨幼细胞贫血？

维生素 B$_{12}$ 是一种含钴的红色化合物。维生素 B$_{12}$ 在高半胱氨酸合成甲硫氨酸中作为辅酶。此反应同时需要 N^5-甲基四氢叶酸参加，可帮助叶酸去甲基，产生的四氢叶酸是 DNA 合成中尿嘧啶脱氧核苷（dUMP）变为胸腺嘧啶脱氧核苷（dTMP）的重要辅酶。维生素 B$_{12}$ 缺乏时，N^5-甲基四氢叶酸不能转化为四氢叶酸，也影响了 dTMP 的产生，从而造成 DNA 合成障碍出现巨幼细胞贫血。

53. 哪些食物富含叶酸？

叶酸属于水溶性 B 族维生素，广泛存在于植物食品中，绿叶蔬菜中含量尤为丰富，水果如柠檬、香蕉和瓜类等，酵母和香菇中亦有大量叶酸存在，但食物中的叶酸经长时间烹煮，可损失 50%~90%，故蔬菜不宜过度烹煮。正常人每天需从食物中摄入叶酸 200μg，妊娠期和哺乳期妇女需要量增加，达到 300~500μg。

54. 哪些食物富含维生素 B$_{12}$？

人体内维生素 B$_{12}$ 的储存量为 2~5mg，其中 50%~90% 在肝脏，储存量可供 3~5 年之需。人体不能合成维生素 B$_{12}$，只能依靠饮食提供，富含维生素 B$_{12}$ 的食物包括：动物肝、肾以及鱼、蛋及乳制品。正常人每天需要维生素 B$_{12}$1μg。

55. 叶酸缺乏的原因是什么？

人体内叶酸存储量为 5~20mg，仅可供约 4 个月之需，主要以多聚谷氨酸盐形式储存于肝脏。叶酸主要经尿和粪便排出体外，少量由胆汁排泄，但可被肠道再吸收，称之为叶酸的肠肝循环。每天排出体外的叶酸为 $2\sim5\mu g$。叶酸缺乏可有以下原因。

（1）摄入不足：食物中缺少新鲜蔬菜、过度烹煮或腌制均可使叶酸丢失。长期蔬菜摄入量减少或加工方法不当，可致体内叶酸不足或缺乏；酒精也可干扰叶酸代谢，酗酒者常出现叶酸缺乏；小肠（特别是空肠段）炎症、肿瘤、手术切除及热带性口炎性腹泻均可导致叶酸吸收不足。

（2）需要量增加：妊娠期妇女每天叶酸的需要量可增加到 $300\sim500\mu g$，生长发育期儿童和青少年及慢性反复溶血、白血病、肿瘤、甲状腺功能亢进症、长期慢性肾衰竭应用血液透析治疗者，叶酸需要量均增加，补充不足可发生叶酸缺乏。

（3）药物影响：有些药物可干扰叶酸代谢，影响其发挥生理作用。例如，化疗药甲氨蝶呤、利尿药氨苯蝶啶、抗疟药乙胺嘧啶，能通过抑制二氢叶酸还原酶的作用影响叶酸转变为四氢叶酸。抗癫痫药苯巴比妥对叶酸的生理作用也有影响，但机制不明，可能增加叶酸的分解或抑制 DNA 合成。约 67% 口服柳氮磺吡啶（治疗炎症性肠病的药物）的病人叶酸在肠道内吸收受抑制。

（4）其他先天性缺乏：5，10-甲酰基四氢叶酸还原酶病人，常在 10 岁左右才被诊断。有些重症监护治疗病房病人常可出现急性叶酸缺乏。

56. 维生素 B_{12} 缺乏的原因是什么？

维生素 B_{12} 主要储存在肝脏，储存量可供 $3\sim5$ 年之需。人体不能合成维生素 B_{12}，只能依靠饮食提供，主要来源于动物肝、肾、鱼、蛋及乳品类食品。维生素 B_{12} 主要经尿排出体外，经胆汁排泄的维生素 B_{12} 可被肠道重吸收，形成维生素 B_{12} 的肠肝循环。维生素 B_{12} 缺乏可有以下原因。

（1）维生素 B_{12} 摄入减少：严格素食或长期拒绝动物性食品的偏食者是维生素 B_{12} 缺乏的特殊群体。

（2）内因子缺乏：该因子由胃壁细胞分泌，可帮助吸收食物及胆汁中的维生素 B_{12}。这类病人由于缺乏内因子，食物中维生素 B_{12} 的吸收和胆汁中维生素 B_{12} 的重吸收均有障碍。老年人内因子分泌减少，也可出现维生素 B_{12} 缺乏。

（3）维生素 B_{12} 吸收不良：严重的胰腺外分泌不足者易导致维生素 B_{12} 吸收不良。这是因为在空肠内维生素 B_{12}-R 蛋白复合体需经胰蛋白酶降解，维生素 B_{12} 才能释放，与内因子相结合。这类病人一般在 3～5 年后出现维生素 B_{12} 缺乏的临床表现。慢性胰腺炎病人通常会及时补充胰蛋白酶，故在临床上合并维生素 B_{12} 缺乏者并不多见。

（4）维生素 B_{12} 消耗增加：小肠憩室或手术后的盲袢内常有非正常菌群繁殖，肠内寄生虫如鱼绦虫等，都会与人体竞争维生素 B_{12}，引起维生素 B_{12} 缺乏。

（5）肠道疾病：回肠是维生素 B_{12} 的吸收部位，其病变可影响维生素 B_{12} 吸收。肠道疾病引起维生素 B_{12} 吸收不良，常见于回肠切除、节段性回肠炎、乳糜泻等。末段回肠切除 60～100cm 后可严重影响维生素 B_{12} 的吸收。

（6）先天性转钴蛋白缺乏及接触氧化亚氮（N_2O 俗称笑氮）：可影响维生素 B_{12} 的血浆转运和细胞内利用，造成维生素 B_{12} 缺乏。

57. 什么是内因子？

内因子是一种耐碱不耐热的糖蛋白，由胃底黏膜壁细胞分泌。分子量为 50～60kD。内因子与维生素 B_{12} 结合不易被蛋白酶水解，也不易被细菌所利用，可帮助维生素 B_{12} 顺利地在回肠被吸收。全胃切除或恶性贫血病人体内内因子完全缺乏，会影响维生素 B_{12} 的吸收。

58. 什么是内因子抗体？

目前已知有两种内因子抗体：①阻断抗体，也称 I 型抗体，能阻碍内因子与维生素 B_{12} 结合，影响维生素 B_{12} 的吸收；②结合抗体，也称 II 型抗体，能与内因子-维生素 B_{12} 复合体结合，影响维生素 B_{12} 在回肠末端的吸收。某些免疫性疾病，如甲状腺功能减退症、萎缩性胃炎及糖尿病等，体内也会同时存在内因子抗体。

59. 什么是恶性贫血？

恶性贫血是原因不明的胃黏膜萎缩导致内因子分泌障碍，进而导致维生素 B_{12} 缺乏引起的巨幼细胞贫血。多数病例发生在 40 岁以上，发病率随年龄增大而增高。恶性贫血的发病可能和自身免疫有关，90% 左右病人血清中有壁细胞抗体，60% 病人血清及胃液中找到内因子抗体，有的可找到甲状腺抗体。恶性贫血可见于甲状腺功能亢进症、慢性淋巴细胞性甲状腺炎、类风湿关节炎等。胃镜检查可见胃黏膜显著萎缩，有大量淋巴细胞、浆细胞的炎症浸润。本病和遗传也有一定关系，病人家族的患病率比一般人群高 20 倍。脊髓后侧索联合变性和周围神经病变发生于 70%~95% 的病例，也可先于贫血出现。胃酸缺乏显著，注射组胺后仍无游离酸。

60. 哪些人容易患巨幼细胞贫血？

根据巨幼细胞贫血的病因，有偏食习惯的人、酗酒者、有胃肠道疾病者及对叶酸或维生素 B_{12} 需要量增加（生长发育的婴儿、青少年及妊娠妇女）而又补充不足者均容易患巨幼细胞贫血。此外，溶血性贫血病人、回肠切除术后、用抗癌药治疗及服抗癫痫药的病人均容易伴随叶酸缺乏性巨幼细胞贫血。

61. 我国最常见的巨幼细胞贫血是哪种？

在我国，巨幼细胞贫血是以叶酸缺乏为主。北方地区的山区，由于缺少新鲜蔬菜或烹煮、腌制蔬菜等饮食习惯易使食物中的叶酸丢失，导致叶酸缺乏的巨幼细胞贫血。维生素 B_{12} 缺乏者较为少见，除非是老年人或素食者。恶性贫血在我国较罕见。

62. 叶酸缺乏性巨幼细胞贫血的临床表现是什么？

叶酸缺乏是引起巨幼细胞贫血最常见的原因，一般临床起病较缓。临床表现除一般贫血的表现外，消化系统症状比较突出。出现厌食者约占 80%，可为最早出现的症状之一。25%~50% 病人有腹泻，多为稀糊状，无明显腹痛。其他消化系症状尚有恶心、呕吐、腹胀、便秘等。较特异体征为舌的改变，1/2 以上病人出现舌炎，表现为舌红绛、疼痛、无苔，重症者舌乳头扁平甚至全部萎缩，光滑如镜称镜面舌；也有舌、唇及颊黏膜出现痛性红斑者。肝大、脾大者占 10%~28%，均属轻度，儿童比成人多见。少数可有黄疸以及不同程度的出血，多为轻度皮肤黏膜出血。叶酸缺乏者多无神经系统表现，但精神变化多见，主要为抑郁型情感障碍。婴幼儿病人神经精神改变明显。叶酸缺乏者易于感染，病人的免疫功能有所降低。

63. 维生素 B_{12} 缺乏性巨幼细胞贫血的临床表现是什么？

维生素 B_{12} 缺乏所致巨幼细胞贫血最常见的临床表现为头晕、乏力，可有轻度黄疸。严重维生素 B_{12} 缺乏者还伴有白细胞和血小板减少，故易致感染，有出血倾向。消化道黏膜萎缩，可有舌炎、食欲减退、消化不良和腹泻，其中以舌炎症状最为明显。发生舌炎时，急性期舌缘、舌尖或舌背全部发红，呈鲜牛肉色，伴剧痛，有时可出现出血性小疱或浅小溃疡。急性期后，舌光滑，舌乳头全部消失。维生素 B_{12} 缺乏可刺激垂体中叶细胞刺激素的分泌，引起皮肤黏膜色素沉着。维生素 B_{12} 缺乏时，65% 的病人有外周神经症状，以足麻木、肢端感觉异常或刺痛最多见，其次为震动觉和位置觉的消失。精神神经异常包括抑郁、失眠、记忆力下降、谵妄、幻觉、妄想，甚至精神错乱、人格变态等。

64. 巨幼细胞贫血有哪些特殊类型临床表现？

巨幼细胞贫血特殊类型临床表现包括：麦胶性肠病及乳糜泻、热带性口炎性腹泻、乳清酸尿症、恶性贫血和幼年恶性贫血。

（1）麦胶性肠病/乳糜泻：又称非热带性口炎性腹泻。在儿童病人中称为乳糜泻，常见于温带地区。特点为小肠黏膜上皮细胞微绒毛萎缩，导致吸收不良，病人对叶酸、维生素 B_{12}、脂肪、蛋白质、糖类及矿物质的吸收均有障碍。临床表现为乏力、间断腹泻、体重减轻、消化不良、腹胀、舌炎和贫血。粪便呈水样或糊状，量多且呈泡沫状。血象及骨髓象为典型的巨幼细胞贫血。血清和红细胞叶酸水平降低。

（2）热带口炎性腹泻：又称热带营养性巨幼细胞贫血。多见于印度、东南亚等热带地区的居民和旅游者。病因尚不清楚，临床症状与麦胶性肠病相似。此病末段回肠损伤较严重，可有叶酸和维生素 B_{12} 缺乏的表现。

（3）乳清酸尿症：是一种遗传性嘧啶代谢异常性疾病。除有巨幼细胞贫血外，尚有智力低下及免疫缺陷等。病人血清叶酸或维生素

B_{12}的浓度正常，应用叶酸或维生素B_{12}治疗无效，应用尿嘧啶治疗可纠正贫血。

（4）恶性贫血：源于胃底部黏膜萎缩，有淋巴细胞浸润，主细胞和壁细胞大量消失。胃液中缺乏内因子，不能吸收维生素B_{12}而发生巨幼细胞贫血，多见于欧洲人。中国罕见，发病机制尚不清楚，与遗传和自身免疫有关。多数病人的血清、胃液和唾液中可检出抗自身胃壁细胞抗体，血清中还可检查出两种内因子抗体。

（5）幼年恶性贫血：属常染色体隐性遗传，有家族史。多在6个月至2岁发病，婴儿壁细胞不能产生正常功能的内因子，导致不能正常吸收维生素B_{12}而发生恶性贫血。患儿胃黏膜和胃酸分泌均正常，血清中也不存在抗壁细胞和抗内因子的抗体。

65. 为什么缺乏维生素B_{12}所致巨幼细胞贫血会出现神经症状？

维生素B_{12}在体内转化为甲基钴胺和辅酶B_{12}产生活性。辅酶B_{12}促进脂肪代谢的中间产物甲基丙二酰辅酶A转变成琥珀酰辅酶A参与三羧酸循环，导致脱髓鞘病变，轴突变性，最后可导致神经元细胞死亡。神经系统可累及周围神经、脊髓后侧索及大脑。神经症状以手足麻木、肢端感觉异常或刺痛最多见，其次为震动觉和位置觉的消失。严重病例可出现步态异常、膀胱和肛门括约肌失控。叶酸缺乏则无这种表现，服用叶酸也无效。

66. 叶酸和维生素B_{12}的测定方法有哪些？

（1）血清叶酸和维生素B_{12}水平测定。二者均可用微生物法或放射免疫法测定。血清叶酸的正常范围是5.7～45.4nmol/L（2.5～20ng/ml），血清维生素B_{12}的正常范围为150～666pmol/L（200～

900pg/ml）。此项测定可作为初筛试验，单纯的血清叶酸或维生素B_{12}测定不能确定叶酸或维生素B_{12}缺乏的诊断。故应同时测定红细胞叶酸，以判断是否确有叶酸缺乏。

（2）红细胞叶酸测定。可用微生物法或放射免疫法测定。正常范围是317.8～567.5nmol/L（140～250ng/ml）。红细胞叶酸不受短期内叶酸摄入的影响，能较准确反映体内叶酸的储备量。若红细胞叶酸<227nmol/L（100ng/ml），提示有叶酸缺乏。

（3）血清高半胱氨酸和甲基丙二酸水平测定。用于诊断及鉴别叶酸缺乏或维生素B_{12}缺乏，血清高半胱氨酸水平在叶酸缺乏及维生素B_{12}缺乏时均可升高。血清甲基丙二酸水平升高仅见于维生素B_{12}缺乏。

67. 叶酸和维生素 B_{12} 测定的临床意义是什么？

血清叶酸缺乏见于叶酸缺乏的巨幼细胞贫血、溶血性贫血及白血病、皮肤病等。血清叶酸增高见于恶性贫血或维生素B_{12}缺乏引起的巨幼细胞贫血。血清维生素B_{12}增高见于恶性肿瘤或骨髓增殖性疾病。

68. 如何诊断叶酸缺乏性巨幼细胞贫血？

叶酸缺乏性巨幼细胞贫血可通过临床表现和实验室检查诊断。

（1）临床表现：①贫血症状；②常伴消化道症状，如食欲缺乏、恶心、腹泻及腹胀等。舌质红，舌乳头萎缩，舌表面光滑。

（2）实验室检查：①大细胞性贫血。平均红细胞体积（MCV）>100fl，多数红细胞呈大卵圆形。网织红细胞正常或轻度升高。②白细胞和血小板亦常减少，中性粒细胞核分叶过多（5叶>5%或6叶>1%）。③骨髓增生明显活跃，红系呈典型巨幼红细胞生成。

巨幼红细胞>10%。粒系及巨核细胞系亦有巨幼变，特别是晚幼粒细胞改变明显，核质疏松、肿胀，巨核细胞有核分叶过多，血小板生成障碍。④生化检查：血清叶酸测定（放射免疫法）＜6.91nmol/L（＜3ng/ml）；红细胞叶酸测定（放射免疫法）＜227nmol/L（＜100ng/ml）。

具备上述生化检查两项者，可能同时具有临床表现的①、②项，诊断为叶酸缺乏。叶酸缺乏者，若有临床表现的①、②项，加上实验室检查①和③或②项者，则诊断为叶酸缺乏性巨幼细胞贫血。

69. 什么是中性粒细胞核分叶过多？

中性粒细胞核分叶过多是巨幼细胞贫血中有特异性的细胞形态学改变。正常情况下，中性粒细胞核分叶为3~4叶，90%的巨幼细胞贫血病人血涂片中性粒细胞的核分叶过多，如5叶者>5%或6叶>1%，可诊断为中性粒细胞核分叶过多。

70. 如何诊断维生素 B_{12} 缺乏性巨幼细胞贫血？

维生素 B_{12} 缺乏的巨幼细胞贫血可通过临床表现和实验室检查诊断。

（1）临床表现：①贫血症状；②消化道症状，以及舌炎症状（如舌痛、色红、乳头消失、舌表面光滑）；③神经系统症状，主要表现为下肢对称性深感觉及振动感消失，严重者可有平衡失调及步行障碍，亦可同时出现周围神经病变及精神障碍。

（2）实验室检查：①大细胞性贫血，MCV>100fl，红细胞呈大卵圆形。网织红细胞正常或轻度升高。②白细胞和血小板亦常减少。中性粒细胞核分叶过多（5叶>5%或6叶>1%）。③骨髓增生明显活跃，红系呈典型巨幼红细胞生成，巨幼红细胞>10%，粒系及巨核细胞系亦有巨幼变；④生化检查：血清维生素 B_{12} 测定（放射免疫法）<103pmol/L（<140pg/ml）；红细胞叶酸测定（放射免疫法）<227nmol/L（<100ng/ml）。

具备上述实验室检查中的生化检查者，诊断为维生素 B_{12} 缺乏。这类病人可能同时伴临床表现①、②、③，或仅有③，若加上实验室检查①和③或②项，则诊断为维生素 B_{12} 缺乏的 MA。

 71. **恶性贫血有什么特点？**

（1）多数病人在 50~70 岁发病。

（2）临床表现有贫血、胃肠道症状、神经系统症状和体征，尤其后者突出。

（3）大部分病例是淋巴细胞介导的自身免疫反应使胃壁细胞破坏，导致其内因子分泌障碍，因此，常合并其他自身免疫病。

（4）因手术切除胃组织所致的内因子缺少，不属于恶性贫血。

（5）恶性贫血病人均伴有胃黏膜萎缩及胃酸减少，多数病人血及胃液壁细胞抗体及内因子抗体阳性；Schiling 试验异常表明有维生素 B_{12} 吸收不良，给予内因子后可以纠正，此试验可以确定是否缺乏内因子。

72. **如何进行维生素 B_{12} 吸收试验？**

维生素 B_{12} 吸收试验主要用来判断维生素 B_{12} 缺乏的病因。方法是：给病人肌肉注射维生素 B_{12} 1000μg，1 小时后口服 ^{57}Co 标记的维生素 B_{12} 0.5μci，收集 24 小时尿，测定尿中 ^{57}Co 维生素 B_{12} 的含量。正常人>8%，巨幼细胞贫血病人及维生素 B_{12} 吸收不良者<7%，恶性贫血病人<5%。如在 5 天后重复此试验，同时口服内因子 60mg，尿

中^{57}Co 维生素 B_{12} 的排出量恢复正常，表示病人的维生素 B_{12} 缺乏是由于内因子缺乏所致，否则是其他原因所致。如果给病人服用抗生素 7~10 天后试验得到纠正，表示维生素 B_{12} 的吸收障碍是由于肠道细菌过量繁殖所致。此试验结果与尿量有关，准确收集 24 小时的尿量及事先了解试验者的肾功能是否正常非常重要。

73. 巨幼细胞贫血病人一定要做骨髓穿刺检查吗？做骨髓穿刺检查安全吗？

巨幼细胞贫血的诊断一定要有骨髓涂片的证实。因为大细胞贫血或全血细胞减少需与其他骨髓疾病相鉴别，如再生障碍性贫血、骨髓增生异常综合征、低增生性白血病等，只有从骨髓检查上才能进行区别。故巨幼细胞贫血病人一定要进行骨髓穿刺检查。

一般骨髓穿刺是采集病人髂骨后上棘骨突出部位的骨髓。在严格消毒的情况下进行无菌操作，经局部麻醉后用骨穿针穿刺采取 0.2~0.5ml 骨髓进行涂片检查。这个部位取骨髓较安全，操作后按压 5 分钟不会再出血，更不会影响走路和其他活动。故只要操作正确不会对人体产生任何有害影响。

74. 巨幼细胞贫血应与哪些疾病相鉴别？

巨幼细胞贫血应与其他大细胞性贫血及全血细胞减少的贫血相鉴别。

（1）再生障碍性贫血：主要鉴别方法是依靠骨髓涂片和骨髓活检。再生障碍性贫血病人的骨髓象是增生低下，淋巴细胞比例增高，脂肪细胞增多取代造血细胞。

（2）骨髓增生异常综合征：可有大细胞性贫血的表现，骨髓中可见红系有巨幼变。鉴别主要靠叶酸、维生素 B_{12} 检测，部分有遗传学改变有助于鉴别。鉴别困难时可用叶酸、维生素 B_{12} 试验性治疗的方法，此征对治疗无反应，而对巨幼细胞贫血则显效。

（3）溶血性贫血：溶血性贫血的骨髓中不出现典型的巨幼变，黄疸及网织红细胞增多程度更加显著。

75. 如何治疗叶酸缺乏性巨幼细胞贫血？

治疗叶酸缺乏性巨幼细胞贫血的原则如下。

（1）治疗造成叶酸缺乏的基础疾病，去除病因。

（2）营养知识教育，纠正偏食及不良烹饪习惯。

（3）补充叶酸：口服叶酸 5~10mg，每天 3 次，胃肠道不能吸收者可肌内注射四氢叶酸钙 5~10mg，每天 1 次，直至血红蛋白恢复正常。

（4）经上述治疗，如贫血改善不满意，应注意有无缺铁及感染。营养性巨幼细胞贫血常合并缺铁；治疗后期大量红细胞新生时，对铁的需求增多，均应及时补充铁剂。

76. 如何治疗维生素 B_{12} 缺乏性巨幼细胞贫血？

治疗维生素 B_{12} 缺乏性巨幼细胞贫血的原则如下。

（1）原发病的治疗：对有原发病存在的维生素 B_{12} 缺乏，应积极预防和治疗其原发病。如胃或回肠切除者可预防性应用维生素 B_{12}，并定期随访血象和血清维生素 B_{12}。

（2）维生素 B_{12} 的应用：可肌内注射维生素 B_{12}，每日 500μg，每周 2 次，直到血红蛋白恢复正常，即最初 6 周的治疗，维生素 B_{12} 总量应在 2000μg 以上。以后改为维持量，每月 1000μg，也可每 2~4 个月给予 1000μg，但以每月给予 1 次维持量复发机会少。若有神经系统表现，治疗维持半年到 1 年；恶性贫血病人，治疗维持终身。

77. 如何治疗恶性贫血？

如证实系恶性贫血病人，需要终生采用维生素 B_{12} 的补充治疗。方法是在用维生素 B_{12} 补充治疗血红蛋白恢复正常以后，逐渐减少维生素 B_{12} 的用量，如维生素 B_{12} 500μg，每周 2 次→每周 1 次→每 2 周 1 次→每月 1 次，终身应用，以维持血红蛋白在正常水平。

78. 什么是巨幼细胞贫血的诊断性治疗？

根据病史、体格检查、血常规检查及骨髓涂片检查后，考虑为巨幼细胞贫血时，因实验条件不能进行叶酸和维生素 B_{12} 水平的检测，可给予试验性治疗。方法为：叶酸每天 0.2 ~ 0.4mg 口服，维生素 B_{12} 1 ~ 2μg 肌内注射共 10 天。如果有网织红细胞增多，血象上升的趋势，应考虑为营养性巨幼细胞贫血。生理剂量的叶酸（或维生素 B_{12}）只对叶酸（或维生素 B_{12}）缺乏的病人有效，对维生素 B_{12}（或叶酸）缺乏者无效。用这种方法还可将这二者区别开。

79. 治疗巨幼细胞贫血过程中应注意什么？

巨幼细胞贫血病人在治疗过程中应注意以下事项。

（1）按照缺什么补充什么的原则，如不清楚是叶酸还是维生素 B_{12} 缺乏，可同时补充叶酸及维生素 B_{12}，千万不要对单纯维生素 B_{12} 缺乏的病人单用叶酸治疗，因为叶酸的代谢需要维生素 B_{12} 的加入。维生素 B_{12} 缺乏时单用叶酸治疗，会加重维生素 B_{12} 的负担，常因此导致贫血加重或出现神经系统症状。

（2）对严重的巨幼细胞贫血病人补充叶酸或维生素 B_{12} 治疗后，要警惕低钾血症的发生，因为在病人贫血恢复的过程中大量的血钾进入新生成的细胞内，导致低钾血症的出现。对老年病人和有心血管疾患及进食少的病人，应特别注意要及时补充钾盐。

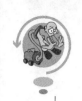

四

溶血性贫血

80. 什么是溶血性贫血？

骨髓具有正常造血 6~8 倍的代偿能力。当由于各种原因使红细胞过早破坏、寿命缩短（即为溶血）时，一般不会引起贫血。只有在红细胞破坏的速度明显超过骨髓的代偿能力，即骨髓代偿增生的红细胞数量不足以补偿红细胞被破坏的数量时，才会出现贫血，称为溶血性贫血（HA）。若红细胞破坏速度在骨髓的代偿范围内，则虽有溶血，但不出现贫血，称为溶血性疾病。

81. 溶血性贫血如何分类？

按照造成红细胞破坏的原因，溶血性贫血可分为红细胞内在缺陷和红细胞外部因素异常（表 4-1）。

表 4-1　溶血性贫血分类

分类	常见疾病
（1）红细胞自身异常	
1）红细胞膜缺陷	①先天性：遗传性球形红细胞增多症、遗传性椭圆形红细胞增多症、遗传性口形红细胞增多症、遗传性棘形细胞增多症。②获得性：阵发性睡眠性血红蛋白尿症（PNH）

续 表

分类	常见疾病
2）红细胞酶缺陷	葡萄糖-6-磷酸脱氢酶缺乏症、γ 谷氨酰半胱氨酸合成酶缺乏症、丙酮酸激酶缺乏症、嘧啶-5′-核苷酸酶缺乏症等
3）珠蛋白生成障碍	珠蛋白生成障碍性贫血、异常血红蛋白病
（2）红细胞周围环境异常	
1）免疫因素	自身免疫性溶血性贫血、新生儿溶血、血型不合的输血性溶血性贫血
2）机械因素	人工心脏瓣膜、动脉移植、血管炎、微血管病性溶血（弥散性血管内凝血、血栓性血小板减少性紫癜）、行军性血红蛋白尿
3）生物、理化因素	血浆渗透压改变、各类中毒、生物毒素、感染（如疟疾）

 82. 如何测定红细胞的寿命？

溶血性贫血的根本原因是红细胞寿命缩短，因此测定红细胞寿命是诊断溶血性贫血的一个重要指标。目前临床是用 ^{51}Cr 标记红细胞来测定红细胞寿命，其原理为：用 ^{51}Cr 标记红细胞，6 价阳离子的 ^{51}Cr 能穿透红细胞膜，与红细胞内血红蛋白的珠蛋白结合，基本上可不改变其在体内原有特性。因此，可观察同位素标记的红细胞在血液循环中的消失情况，从而得知红细胞的寿命，^{51}Cr 浓度降低越快，说明红细胞破坏消失越快，其寿命越短。

用 ^{51}Cr 标记红细胞测定红细胞寿命，由于测定的是 ^{51}Cr 在红细胞中的放射性减少一半所用的时间（为 ^{51}Cr 的半衰期），故称 ^{51}Cr-红细胞半寿命，正常值为 28±2.7 天。

83. 测定红细胞半寿命的临床意义是什么?

溶血性贫血时红细胞半寿命明显缩短,是溶血性贫血的一种直接证明。测定红细胞半寿命的同时也知道了红细胞破坏的场所,若脾区放射性物质浓度过高,表示脾脏为红细胞破坏的主要场所;若肝区放射性物质浓度过高,则表示肝脏为红细胞破坏的主要场所。如测得红细胞主要是在脾区破坏,施行脾切除手术治疗溶血性贫血可能获得良好的效果。

84. 哪些内在因素可引起溶血性贫血?

红细胞内在缺陷的溶血性贫血常是先天遗传性的,是由红细胞本身内在的缺陷所致。包括以下三类。

(1)红细胞膜缺陷:红细胞膜是双层磷脂结构,其间镶嵌着多种膜蛋白,包括红细胞抗原、受体及转运蛋白等,其中一类蛋白称为细胞骨架蛋白,与红细胞膜缺陷所致的溶血密切相关。先天性红细胞膜缺陷可见于遗传性球形红细胞增多症、遗传性椭圆形红细胞增多症、遗传性口形红细胞增多症、遗传性棘形细胞增多症;获得性红细胞膜缺陷可见于阵发性睡眠性血红蛋白尿症(PNH)。

(2)红细胞酶缺陷:已知有20余种红细胞酶缺陷与溶血有关,主要包括糖代谢酶异常、嘌呤及嘧啶代谢酶异常。可见于葡萄糖-6-磷酸脱氢酶缺乏症、丙酮酸激酶缺乏症、磷酸葡萄糖异构酶缺乏症、磷酸果糖激酶缺乏症、磷酸丙糖异构酶缺乏症。

(3)珠蛋白生成障碍:包括珠蛋白肽链结构异常(血红蛋白病)或珠蛋白肽链合成数量异常(珠蛋白生成障碍性贫血)。造成溶血的机制是异常血红蛋白在红细胞内易形成聚合体、结晶体或包涵体,造成红细胞变形性降低,通过单核-巨噬细胞系统特别是脾时破坏增加。

可见于血红蛋白病、镰状细胞贫血、珠蛋白生成障碍性贫血。

 85. 哪些外在因素可以引起溶血性贫血？

下列外在因素可以引起溶血性贫血。

（1）免疫性因素：包括新生儿溶血及自身免疫性溶血性贫血。

（2）血型不合输血：可造成血管内溶血。最常见的是 ABO 血型不合，其次是 Rh 血型不合。

（3）物理和创伤性因素：①人工心脏瓣膜，可引起红细胞的机械性破坏，造成不同程度的溶血。②微血管病性溶血性贫血，发病机制是因为微血管内皮损伤或纤维蛋白网络形成，红细胞在强迫通过狭窄的管腔时，造成红细胞撕裂及破坏，见于弥散性血管内凝血、溶血性尿毒症综合征和血栓性血小板减少性紫癜。③行军性血红蛋白尿症，敏感个体参与足底与硬地面长时间剧烈接触的活动（如行军和赛跑）而造成的红细胞机械性破坏，可出现一过性血红蛋白尿。

（4）烧伤：大面积烧伤后会引起急性血管内溶血。溶血发生在烧伤后的 24~48 小时，贫血可以持续几周。

（5）感染：多种感染因素会引起非免疫性溶血性贫血，较为少见，大多为病原体直接作用于红细胞的结果。

（6）药物：某些药物可以通过氧化或非氧化作用破坏红细胞，或通过诱发免疫机制发生溶血。如对氨基水杨酸、异烟肼、利福平、奎尼丁、非那西丁、氨基比林、磺胺药、呋喃妥因等，但发生率不高。

（7）蛇毒：某些毒蛇的蛇毒中含有溶血成分，咬伤后可出现溶血。

 86. 什么是血管内溶血？

血管内溶血是指红细胞在血液循环中直接发生破坏，红细胞中的血红蛋白直接释放到血液中的一种溶血过程。血管内溶血起病较急，常有全身症状，如发热、腰背酸痛、黄疸、血红蛋白尿，慢性者可有含铁血黄素尿，常见于血型不合输血、输注低渗溶液、阵发性睡眠性血红蛋白尿症。

87. 什么是血管外溶血？

老化的红细胞和某些先天性红细胞膜缺陷的溶血性疾病的红细胞，其正常结构发生了变化，红细胞的变形性降低，容易被肝、脾内的巨噬细胞辨认、扣留及吞噬。红细胞的破坏场所主要在肝、脾的单核-巨噬细胞内，故称为血管外溶血。血管外溶血常见于红细胞形态异常的一些遗传性疾病，如遗传性球形红细胞增多症、珠蛋白生成障碍性贫血等。血管外溶血一般较轻，可引起脾大，巩膜黄染，多无血红蛋白尿。

88. 溶血性贫血一定会出现黄疸吗？

溶血性贫血的病人不一定都有黄疸。红细胞破坏后，释放出过多的血红蛋白，血红蛋白经过一系列氧化、还原等过程，最终产生胆红素。由于肝细胞结合胆红素的能力有限，胆红素不能全部和肝脏的葡萄糖醛酸结合，未结合的胆红素（又称间接胆红素）在血浆中的含量显著增多，故皮肤和巩膜会出现黄疸。

溶血性贫血病人是否会有黄疸取决于两个条件。第一，溶血的程度。如果红细胞破坏得很多，则血中游离的胆红素明显增高，就会出现黄疸。第二，肝脏清除胆红素的能力。一般来说，肝脏清除胆红素的能力极强，若红细胞破坏不甚严重，也即溶血不严重，病人可没有黄疸；若肝功能减退，肝脏清除胆红素的能力减弱，那么轻度的溶血也会有黄疸表现。

89. 溶血性贫血时，网织红细胞为什么会增高？

溶血性贫血时，由于红细胞破坏速度加快，引起多种机制反馈性地刺激骨髓造血活力加强，使本应在骨髓内的网织红细胞，加快释放到外周血循环中。网织红细胞在血循环中的百分比增高数倍，甚至数十倍，成为溶血性贫血诊断的可信指标之一。

90. 什么是血红蛋白尿？

当血管内溶血发生时，红细胞被破坏后释放进入血浆中的血红蛋白量也明显增加，超越了结合珠蛋白所能结合的量，血浆中存在多余的游离血红蛋白分离成为分子量小的二聚体 α β，容易从肾小球滤出，出现在尿中，称为血红蛋白尿。血红蛋白尿的出现提示有严重的血管内溶血。血红蛋白尿的颜色与肾脏排泄血红蛋白量的多少有关，可以呈现为"啤酒样""浓茶样"或"酱油色"。

91. 什么是机械性溶血？

机械性溶血是指红细胞在血管内循环时，受到某种外来的打击力，轻者红细胞膜部分丢失或膜发生变化，遂被单核-巨噬细胞系统辨认并吞噬；重者使红细胞在血管内直接破碎或破裂引起溶血。因此，机械性溶血既包括血管内溶血又可有血管外溶血。

92. 哪些疾病会引起机械性溶血？

可引发机械性溶血的疾病如下。

（1）行军性血红蛋白尿症：长行军或赛跑等时脚掌跖部反复剧烈地接触硬物，使毛细血管内红细胞受到撞击，发生机械性损伤，导致血红蛋白尿及血管内溶血。

（2）创伤性心源性溶血性贫血：是指心脏瓣膜和大血管疾病发生异常血液动力学改变，如主动脉瓣、二尖瓣病变及瓣膜的置换术后、创伤性动静脉瘘等，在病变部位形成剪切力，使红细胞在通过时造成机械性损伤而发生溶血。

（3）微血管病性溶血性贫血：是由于不同的病因引起微小血管损伤，或血管纤维素沉积，或血栓形成导致血管管腔狭窄，红细胞强行通过时因推挤、摩擦、撕裂而破坏。可见于恶性高血压、妊娠子痫、肾移植排斥反应、弥散性血管内凝血、溶血性尿毒症综合征等。

93. 溶血性贫血的临床表现是什么？

溶血性贫血除具有贫血所导致的临床症状与体征，如乏力、心悸、气短、体位性低血压、面色苍白等外，还会有溶血的表现。急性溶血时，常突然发病，出现背痛、胸闷、发热，甚至发生周围循环衰竭，出现少尿、无尿及急性肾衰竭。慢性溶血时，常有不同程度的肝大、脾大和黄疸。从幼年即发病的病人，可有胆红素形成的胆石症和颅骨变形，少数病人可有小腿慢性溃疡。慢性溶血常可因某种诱因而使病情加剧，出现"溶血危象"。遗传性溶血性贫血病人常有类似的家族史。

94. 什么是"溶血危象"？

溶血危象是慢性溶血性贫血病人在急性发作时，骨髓呈现的"再生障碍"现象。血象可以表现为全血细胞减少，骨髓增生低下。往往在急性期过后可自行恢复。

95. 什么是遗传性球形红细胞增多症？

遗传性球形红细胞增多症（HS）是一种遗传性溶血病。它是由红细胞膜蛋白基因突变所致，以红细胞双凹盘状形态丧失而趋于球形改变为特征的遗传性红细胞膜病，是最常见的遗传性红细胞膜病。病人外周血涂片中可见较多失去双凹形的球形红细胞。病人临床表现为慢性血管外溶血、黄疸、脾大和骨髓红系造血代偿性增生。

96. 如何诊断遗传性球形红细胞增多症？

根据贫血、黄疸、脾大等临床表现，外周血球形红细胞增多、红细胞渗透脆性增加可作出诊断，阳性家族史更有助于确诊。

（1）有阳性家族史病人外周血涂片中可见到失去正常双凹盘形呈球形的红细胞，其数量>10%，测红细胞渗透脆性增加或红细胞膜蛋白电泳异常可证实。

（2）上述条件中没有阳性家族史者，需要排除免疫性溶血性贫血、不稳定血红蛋白病等原因所致的球形红细胞增多症后方可诊断。

（3）若有阳性家族史，但外周血涂片中球形红细胞数≤5%，需做其他检查，如红细胞渗透脆性试验、酸化甘油溶解试验及扫描电镜观察等加以证实。

97. 如何治疗遗传性球形红细胞增多症？

脾切除是治疗遗传性球形红细胞增多症最有效的方法。术后黄疸消失、贫血纠正，不再发生溶血危象和再生障碍危象。红细胞寿命延长，但不能根除先天缺陷。手术在 6 岁后进行，年长儿和成人病人，如病情轻微无须输血，则无强烈手术指征。因过早切脾可降低机体免疫功能，易发生严重感染。若反复发生再生障碍危象或重度溶血性贫血致生长发育迟缓，则手术年龄可提早。

98. 什么是红细胞渗透脆性试验？

红细胞渗透脆性试验是测定红细胞在不同低渗盐水溶液内从开始溶血到完全溶血时的盐水界限浓度。红细胞膜是一个生物半透膜，对低渗盐水的抵抗力较大，在低渗溶液中红细胞吸水后逐渐膨胀时的体积大约可增加70%，若超过此界限红细胞即开始胀破而溶血。而球形红细胞失去了正常的双凹盘形态，对低渗盐水的抵抗力变小，吸水膨胀能力弱，红细胞膜的脆性显著增加，少量盐水进入细胞内即可使细胞胀破，发生溶血。

正常红细胞开始溶血的盐水浓度为0.42%～0.46%，完全溶血的盐水浓度为0.28%～0.32%。遗传性球形红细胞增多症大多数开始溶血的盐水浓度为0.52%～0.72%，完全溶血的盐水浓度为0.40%。红细胞渗透脆性试验方法不够敏感，要求试验盐水的浓度及取血量比较准确，有些病例用此方法查不出来，还需做其他的试验。

99. 什么是酸化甘油溶血试验？

酸化甘油溶血试验（AGLT）是通过红细胞在一定浓度的甘油试剂中溶解速度的不同，来筛查遗传性球形红细胞增多症。正常值：溶解率在50%时的时间（AGLT50）>30分钟。遗传性球形红细胞增多症病人AGLT50一般在25～150秒，较正常人明显缩短。本试验较盐水渗透脆性试验的敏感性高，在一些不典型病例及继发性球形红细胞增多症也呈现阳性结果。

100. 什么是遗传性椭圆形红细胞增多症？

遗传性椭圆形红细胞增多症（HE）是一种先天性疾病，是由红细胞膜蛋白分子异常所致，以外周血中有大量椭圆形成熟红细胞为特征的异质性遗传性红细胞膜病。椭圆形红细胞是红细胞膜骨架蛋白水平方向连接减弱所致，红细胞膜的变形能力减低，稳定性差，易在一定机械力下破碎引起溶血性贫血。该病在世界各地均有报道，以非洲疟疾流行地区更常见。绝大多数病人无明显临床症状，仅约10%病人表现有中至重度贫血，极少报告有胎儿水肿或遗传性热不稳定性异形红细胞增多症（HPP）。

101. 如何鉴别遗传性椭圆形红细胞增多症？

依据溶血性贫血病史、临床表现、外周血红细胞形态学改变和家系调查，绝大多数遗传性椭圆形红细胞增多症可确诊。正常人外周血涂片也可见椭圆形红细胞，通常不超过5%，而某些遗传性椭圆形红细胞增多症病人椭圆形红细胞比例也可相对较低。因此，单纯依据椭圆形红细胞比例，甚至结合红细胞轴向比值等对遗传性椭圆形红细胞增多症进行诊断与鉴别诊断是不可靠的，最可靠的依据是阳性家族史而非椭圆形细胞比例。实验室检查，尤其是红细胞膜蛋白分析和分子生物学检查有助于遗传性椭圆形红细胞增多症的诊断与鉴别诊断。

许多其他遗传性和获得性疾病也可伴发椭圆形红细胞和异形红细胞增多，如缺铁性贫血、珠蛋白生成障碍性贫血、巨幼细胞贫血、原发性骨髓纤维化、骨髓病性贫血、骨髓增生异常综合征及丙酮酸激酶缺乏症等。在这些疾病中，椭圆形红细胞很少超过60%，且有其他临床征象和血液学改变，多较易鉴别。

102. 如何治疗遗传性椭圆形红细胞增多症？

无症状或轻度贫血的遗传性椭圆形红细胞增多症病人不需治疗。中至重度溶血性贫血者可行脾切除术，手术宜在 6 岁以后进行。脾切除后，虽然椭圆形红细胞依然存在，但溶血可停止或减轻。

103. 什么是遗传性口形红细胞增多症？

遗传性口形红细胞增多症又称遗传性水化细胞增多症，是以阳离子转运异常、大红细胞和红细胞过度水化为特征的遗传性红细胞膜病。口形红细胞是红细胞中从苍白区呈狭窄的裂缝，缝的边缘清楚，像微张开的鱼口而得名。正常人外周血中也可见到少量口形红细胞，但如超过 5%~10%，称为口形红细胞增多症。

104. 口形红细胞是如何形成的？

口形红细胞最基本的异常为 Na^+ 渗漏，导致细胞内 Na^+ 和水含量增加，而细胞内 K^+ 仅轻度减低。随之，Na^+-K^+-ATP 酶的钠和钾的主动转运代偿性增加以维持正常的细胞内低钠和高钾浓度，结果糖酵解活动也随之活跃。此病 Na^+-K^+-ATP 酶的活性增加并不能代偿大量增加的 Na^+ 渗漏。部分病人还发现 Rh 关联蛋白基因突变。

105. 临床上哪些疾病可见到口形红细胞增多？

在遗传性口形红细胞增多症、Rh 抗原缺乏症及继发性口形红细胞增多症（包括急性酒精中毒、肿瘤、心血管疾病、肝胆疾病和某些药物如长春碱、氯丙嗪、秋水仙碱等治疗后），可以见到口形红细胞增多。

106. 遗传性口形红细胞增多症有哪些临床表现？

遗传性口形红细胞增多症病人溶血程度轻重不一，轻者仅口形红细胞增多而无溶血表现，仅在家系调查中才被发现，重者可有危及生命的溶血，常需红细胞输注支持治疗。中至重度溶血病人黄疸和脾大常见，慢性溶血的并发症如胆石症、铁负荷过多也常见。病程中偶可由于感染而发生一过性再障危象。新生儿可出现贫血和高胆红素血症。

107. 如何诊断及治疗遗传性口形红细胞增多症？

外周血涂片可见形状似口的宽横裂红细胞即口形红细胞明显增多，可达 10%~50%，有家族史，可确诊为遗传性口形红细胞增多症。

遗传性口形红细胞增多症轻者不需治疗或仅需对症治疗，重者可输血。多数病人病程中出现明显贫血，应监测溶血及其并发症如胆石症、微小病毒感染等的发生，并补充叶酸。脾切除术疗效不确定，一般可使溶血性贫血改善，但常不能完全纠正。脾切除术后可发生高凝状态，导致灾难性栓塞并发症。

108. 什么是阵发性睡眠性血红蛋白尿症？

阵发性睡眠性血红蛋白尿症（PNH）是一种后天获得性的造血干

细胞基因突变所致的红细胞膜缺陷性溶血病，是一种良性克隆性疾病。异常血细胞缺乏一组通过糖磷脂酰肌醇连接在细胞表面的膜蛋白，导致细胞性能发生变化，临床上常有慢性贫血及血管内溶血发作。最初报告的病例发现有血红蛋白尿，且发作常在睡眠之后，故称"阵发性睡眠性血红蛋白尿症"。但是实际上不少病人血红蛋白尿未必与睡眠或昼夜变化有关，更多的常常是在感冒、劳累或其他诱因下加重。

109. 阵发性睡眠性血红蛋白尿症的溶血机制是怎样的？

阵发性睡眠性血红蛋白尿症（PNH）主要是由于红细胞膜的内在缺陷，使病人的红细胞膜易于遭受补体的攻击而溶解破坏。阵发性睡眠性血红蛋白尿症红细胞之所以对补体敏感的原因是：①红细胞表面结合 C3b 多。在补体激活的情况下，阵发性睡眠性血红蛋白尿症红细胞表面的 C3b 不易被 C3b 灭活物灭活。其结果是结合到红细胞膜表面的 C3b 分子越多，红细胞摄取 C5、C6 的量也越大，容易显示膜攻击复合物的溶解破坏作用。②阵发性睡眠性血红蛋白尿症红细胞表面能结合更多的 C3b 的另一原因是红细胞膜表面缺乏一种膜蛋白，称 C3 转化酶衰变加速因子（DAF，CD55）及膜攻击物抑制因子（MACIF，CD59）。③阵发性睡眠性血红蛋白尿症红细胞膜本身存在内在弱点，可被自身补体溶解破坏。④其他：红细胞膜同时还有内在和外在众多的原因使 PNH 红细胞易于溶解破坏。

110. 阵发性睡眠性血红蛋白尿症有哪些临床表现？

阵发性睡眠性血红蛋白尿症主要表现为溶血、血栓形成和骨髓衰竭。全身症状（疲倦、嗜睡、乏力、周身不适）在病程中表现明显，仅约25%的病人以夜间血红蛋白尿为主诉。

（1）贫血：多数病人的贫血是缓慢发生和逐渐加重的。

（2）血红蛋白尿：其发作常会有诱因，如感染发热、受凉、劳累、情绪波动或应用某些药物、食用某些食物等。

（3）出血及感染：由于血小板减少而伴有出血倾向，包括鼻出血、牙龈出血、皮肤瘀斑及女性病人经量增多；中性粒细胞减少及功能缺陷可致各种感染，如支气管、肺、泌尿系统感染等。

（4）体征常有黄疸及脾大。

（5）其他：急性溶血的症状、血栓形成，以及平滑肌功能障碍（如腹痛，食管痉挛，吞咽困难，勃起功能障碍为常见症状）。

111. 如何诊断阵发性睡眠性血红蛋白尿症？

结合临床表现和实验室检查，即可诊断阵发性睡眠性血红蛋白尿症。

（1）临床表现：①有血管内溶血，深色尿或血红蛋白尿史者；②出现黄疸而以未结合型胆红素增高为主者；③有贫血或全细胞性贫血，特别同时有溶血现象者；④反复性血栓，特别是少见部位发生血栓时；⑤难以解释的持续性缺铁，特别是伴有溶血表现时；⑥难以解释的持续性蛋白尿；⑦难以解释的反复腹痛，腰背痛，头痛，特别是伴有慢性溶血征象时。

（2）实验室检查：①Ham试验、糖水试验、蛇毒因子溶血试验、尿潜血（或尿含铁血黄素检查）等项目中，符合以下条件之一者可确定诊断：a. 2项以上阳性；b. 1项阳性但具备下列条件：2次以上阳性，或只1次阳性而结果可靠（操作正规、有阳性及阴性对照，即时重复仍阳性）；有肯定的血红蛋白尿发作或有血管内溶血的直接或间接证明；能除外其他溶血，特别是遗传性球形红细胞增多症、自身免疫性溶血性贫血、G6PD 缺乏、阵发性冷性血红蛋白尿症等。②流式细胞仪检查发现：外周血中 CD59 或 CD55 阴性中性粒细胞或红细胞>10%（5%~10%为可疑）。

临床表现符合，试验检查结果具备①项或②项者，均可诊断，①、②两项可以相互佐证。

112. 阵发性睡眠性血红蛋白尿症在临床上应与哪些疾病相鉴别？

阵发性睡眠性血红蛋白尿症需与骨髓衰竭性疾病鉴别。利用高分辨流式细胞术可检测出比例低于 0.3‰的 GPI-APs 缺陷的红细胞和粒细胞，50%~60%初诊再生障碍性贫血病人中能检测到阵发性睡眠性血红蛋白尿症红细胞。在骨髓增生异常综合征病人中也可检测到阵发性睡眠性血红蛋白尿症红细胞，但似乎仅限于低危骨髓增生异常综合征病人，特别是难治性贫血病人（约占 18%）。

113. 如何治疗阵发性睡眠性血红蛋白尿症？

治疗阵发性睡眠性血红蛋白尿症的原则如下。①减轻溶血的发作（或血红蛋白尿的发作）：用糖皮质激素，血红蛋白尿减轻或停止后即逐渐停用；碱化尿液（5%碳酸氢钠）。②贫血的对症治疗：雄激素刺激骨髓红系增生；补充铁剂及叶酸；严重贫血病人可输洗涤后的红细胞。③并发症的处理：对不同并发症（感染、胆结石、血栓形成及肾衰竭等）给予相应的治疗。④异基因造血干细胞移植：仍是目前唯一可能治愈本病的方法。但该病并非恶性疾病，且移植有一定风险，应严格掌握适应证。

114. 为什么阵发性睡眠性血红蛋白尿症溶血多发生在睡眠后？

血红蛋白尿多以清晨较重，但亦可发生于白天睡眠之后。睡眠后溶血加重机制仍未阐明，可能与睡眠时血酸碱度（pH）下降，补体通过替代途径激活有关。血酸碱度下降的原因包括呼吸中枢敏感性降低和血流变缓或淤滞等，造成酸性代谢产物积累。

115. 阵发性睡眠性血红蛋白尿症病人为什么只能输注洗涤过的红细胞？

阵发性睡眠性血红蛋白尿症（PNH）病人红细胞膜上的缺陷使其对血清中的补体溶解作用异常敏感，从而导致红细胞易溶解破坏。该病病人输入全血后，由于存在于全血中的白细胞与血小板表面上的人类白细胞抗原（HLA），激活了处于血液中的补体前期成分。这种被激活的成分一方面攻击该病病人红细胞使其溶解破坏；另一方面也可激活补体的残余部分，使致敏的红细胞溶解破坏。因此给该病病人最好输注洗涤的红细胞，或去血浆的红细胞，避免溶血加重。

116. 什么是血红蛋白病？

血红蛋白病是指血红蛋白的质和量异常所致的遗传性贫血。血红蛋白是由珠蛋白和亚铁血红素组成，其珠蛋白部分是由两对不同的珠蛋白链（α链和非α链）组成的四聚体。根据血红蛋白中珠蛋白链的量和质的不同，血红蛋白病可分为两大类：一类是异常血红蛋白病，是血红蛋白结构发生改变所致的贫血；另一类是珠蛋白生成障碍性贫血（又称地中海贫血），是某类珠蛋白合成受抑制所致的溶血性贫血，但并不涉及血红蛋白结构异常。世界卫生组织（WHO）估计，全球约有1.5亿人携带血红蛋白病基因，并已将血红蛋白病列为严重危害人类健康的6种常见病之一。

117. 什么是珠蛋白生成障碍性贫血？

珠蛋白生成障碍性贫血，又称地中海贫血，是常染色体遗传缺陷导致一种或几种正常的珠蛋白肽链合成减少或者不能合成，珠蛋白链比例失衡，引起正常血红蛋白合成不足，过剩的珠蛋白肽链在红细胞内聚集形成不稳定产物的一种疾病，是人类最常见的基因缺陷病。由于这种贫血最初报道于意大利、希腊、西班牙等地中海沿岸，所以又称为地中海贫血。中国广东、广西、海南、湖南及四川较多见，长江以南各省、区有散发病例，北方则少见。根据珠蛋白链缺陷的不同，分为α-珠蛋白生成障碍性贫血、β-珠蛋白生成障碍性贫血、δ-珠蛋白生成障碍性贫血、βδ-珠蛋白生成障碍性贫血、εβγδ-珠蛋白生成障碍性贫血等。由于珠蛋白基因突变的多样性，该组疾病不仅有多种类型，而且临床表现不一，轻者终生无症状，重者胎死宫内或早年夭折，中间型则介于二者之间。

118. 如何诊断珠蛋白生成障碍性贫血？

可根据家族史、临床表现、相关实验室检查等诊断珠蛋白生成障碍性贫血。家族中有可证明病人父或母为珠蛋白生成障碍性贫血。重型者可有贫血、黄疸及肝大、脾大；轻型者症状较轻或无症状。血红蛋白常变动于40~100g/L，呈明显低色素性。血涂片中可见破碎红细胞以及靶细胞、有核红细胞、网织红细胞增多。重型α-珠蛋白生成障碍性贫血（又称Hb Bart胎儿水肿综合征），其4个α基因异常，血红蛋白电泳分析示Hb Bart可占80%~100%，含α链的血红蛋白

HbA、HbA$_2$、HbF 缺如。重型 β-珠蛋白生成障碍性贫血（又称 Cooley 贫血），血红蛋白电泳示 HbF 大于 30%，为本病重要诊断依据，HbA 多小于 40%。

119. 如何治疗珠蛋白生成障碍性贫血？

珠蛋白生成障碍性贫血目前尚无根治的办法，治疗原则主要是对症治疗。

（1）输血治疗：血红蛋白大于 75g/L 的轻型或中间型病人发育无明显障碍，一般不需长期输血治疗。应积极防治诱发溶血的因素如感染等。重型病人需长期输血治疗。

（2）祛铁治疗：长期反复输血使体内铁负荷过多，过多的铁沉积于心肌、肝、胰、脑等，引起组织细胞损伤和器官功能衰竭。应用铁螯合剂进行祛铁治疗对重型病人非常重要。治疗前后均需密切监测和准确评估病人的铁负荷过多状况。

（3）脾切除术及脾动脉栓塞术：对巨脾或及脾功能亢进者可行脾切除术或脾动脉栓塞术，以减轻溶血。

（4）造血干细胞移植：是根治重型 β-珠蛋白生成障碍性贫血的唯一方法，对有人类白细胞抗原（HLA）相合同胞供者的重型病人应作为首选治疗。移植效果与病人年龄、身体状况、预处理方案、供者来源、HLA 相合程度及对并发症的处理等因素密切相关。

120. 如何诊断异常血红蛋白病？

异常血红蛋白病的诊断标准如下。

（1）临床表现：贫血、黄疸、肝大、脾大或发绀。

（2）实验室检查：小细胞低色素性贫血，有镰形红细胞，网织红细胞增高。血红蛋白电泳可见异常区带。

（3）父母亲中有血红蛋白异常。

（4）其他：有条件者可进一步用等电点聚焦电泳分析血红蛋白异常成分，做肽链分析及蛋白质的化学结构分析。

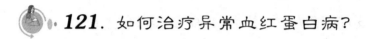

121. 如何治疗异常血红蛋白病？

目前异常血红蛋白病尚无根治办法。部分病人不需治疗。治疗原则是对症治疗，包括：预防及积极治疗感染，避免低氧血症，避免服用氧化剂类药物及必要时输血。

122. 什么是红细胞酶缺陷性溶血性贫血？

红细胞酶缺陷性溶血性贫血是指参与红细胞代谢的酶由于基因缺陷导致酶活性或酶缺乏等改变，引起以溶血和贫血为主要临床表现的一组遗传性疾病。酶缺乏或酶活性异常增高均可以引起溶血，以酶缺乏症占绝大多数。自 1956 年首次阐明蚕豆病的溶血病源于红细胞葡萄糖-6-磷酸脱氢酶（G6PD）缺乏症以来，至少已发现有20种红细胞酶的遗传缺陷可导致溶血，其中有四种最为常见：葡萄糖-6-磷酸脱氢酶（G6PD）缺乏症、丙酮酸激酶（PK）缺乏症、葡萄糖磷酸异构酶（GPI）缺乏症、嘧啶5′核苷酸酶（P5′N）缺乏症。这四种尤其以 G6PD 缺乏症最为常见。其他还有：磷酸丙糖异构酶、2，3-二磷酸甘油酸变位酶、磷酸果糖激酶、己糖激酶等10余种酶缺乏。临床上，某些病人不仅有单一酶缺乏，可以有两种或多种酶复合缺乏。

123. 临床上葡萄糖-6-磷酸脱氢酶缺乏症有几种表现？

葡萄糖-6-磷酸脱氢酶缺乏症（G6PD）按临床表型可分为：先天

性非球形红细胞性溶血性贫血、蚕豆病、新生儿高胆红素血症、药物性溶血、其他诱因（感染、糖尿病酮症酸中毒等）所致溶血。

（1）先天性非球形红细胞性溶血性贫血：表现为持续脾大、胆红素水平增高和网织红细胞计数增高，可伴胆石症。氧化应激可加重溶血，也可发生溶血危象。多有新生儿溶血史，常依赖输血。

（2）蚕豆病：俗称"胡豆黄"，通常在食用蚕豆后 1~3 天溶血发作，急性溶血期持续 7~10 天，表现为急速贫血、黄疸及血红蛋白尿（酱油尿）。可有发热、呕吐、背痛和腹痛。重者可出现溶血危象、肾衰竭甚至休克。溶血恢复期骨髓红系增生明显，30~50 天血红蛋白恢复至发病前水平。

（3）新生儿高胆红素血症：通常于出生后 1~4 天出现黄疸，总胆红素常 $>200\mu mol/L$，早产儿黄疸、溶血更加严重。若同时合并吉尔伯特（Gilbert）综合征，可危及生命。

（4）药物性溶血：一般在服药后 2~3 天溶血发作，出现血红蛋白尿，贫血逐渐加重直至第 7~8 天。若伴感染可加重溶血。重者可出现肾衰竭、酸中毒而危及生命。停药后 8~10 天血红蛋白开始恢复。

（5）感染性溶血：常见病原体包括肺炎链球菌、流感嗜血杆菌、伤寒杆菌、肝炎病毒、巨细胞病毒、沙门菌、大肠埃希菌、β 溶血性链球菌、立克次体等。一般在感染后数天出现，对重症溶血者立即输血可快速改善临床进程。合并病毒性肝炎者如并发急性肾衰竭，常可致危及生命。

124. 如何诊断及治疗葡萄糖-6-磷酸脱氢酶缺乏症？

具有 G6PD 缺乏症所致溶血性贫血的临床特点，同时实验室测定 G6PD 活性降低，诊断即可成立。对于 G6PD 缺乏症的治疗应重在预防，发生溶血时，给予对症处理：输血、抗感染、保护肾功能等。发生溶血伴核黄疸的新生儿，可应用换血疗法、光疗或苯巴比妥注射等治疗。

125. 如何诊断和治疗丙酮酸激酶缺乏症？

丙酮酸激酶缺乏症是红细胞丙酮酸激酶（PK）活性缺乏所致先天性非球形红细胞性溶血性贫血。发病率在遗传性红细胞酶缺乏症中位居第二位，仅次于 G6PD 缺乏症。该病有先天性非球形红细胞性溶血性贫血共有表现，即血红蛋白减少、网织红细胞增多、非结合胆红素增多、脾大等溶血指征，可伴胆石症。病人多有新生儿黄疸病史，父亲、母亲一般无临床症状，家族其他人可有同类症状。感染、过劳、妊娠等可加重病情。诊断须排除红细胞膜病和血红蛋白病等可导致慢性溶血性贫血的疾病。

目前对丙酮酸激酶缺乏症尚无根治办法。如有溶血发生，治疗原则亦为对症治疗。

126. 什么是自身免疫性溶血性贫血？

自身免疫性溶血性贫血（AIHA）是免疫功能调节紊乱，导致机体产生针对自身红细胞的抗体和/或补体，使红细胞破坏增速所致的溶血性贫血。自身免疫性溶血性贫血可发生于任何年龄，但多数病人年龄超过 40 岁，发病年龄高峰在 70~80 岁。女性多于男性。

127. 自身免疫性溶血性贫血如何分类？

自身免疫性溶血性贫血（AIHA）根据有无病因，可分为原发性和继发性自身免疫性溶血性贫血。根据其抗体的特性可分为：温抗体型自身免疫性溶血性贫血，冷抗体型自身免疫性溶血性贫血。

128. 自身免疫性溶血性贫血的病因是什么？

自身免疫性溶血性贫血按病因均可分为原发性（原因不明）和继发性两大类。前者病因不明，约占 45%；后者可继发于结缔组织病（系统性红斑狼疮、类风湿关节炎、系统性硬化）、血液系统肿瘤（慢性淋巴细胞白血病、淋巴瘤、多发性骨髓瘤）、感染（支原体肺炎、传染性单核细胞增多症）、应用药物（左旋多巴或甲基多巴等）、溃疡性结肠炎等。

129. 温抗体型自身免疫性溶血性贫血的临床表现为何？

温抗体型自身免疫性溶血性贫血病人临床表现多样，轻重不一，以慢性起病者多见。①急性发病：多发生于小儿，特别是伴感染者。可表现为起病急骤，有寒战、高热、腰背痛、呕吐和腹泻；症状极严重，可有休克及神经系统表现，如头痛、烦躁甚至昏迷。②慢性起病者可先有头晕及全身虚弱，数月后才发现贫血，程度不等，波动较大。稳定代偿阶段，红细胞可接近正常范围。面色苍白及黄疸约见于1/3 病人。半数以上有脾大，一般轻至中度，质硬不痛。1/3 有中等肝大，无痛。淋巴结多不肿大。有 26% 既无肝大、脾大，也无淋巴结肿大。

130. 如何诊断温抗体型自身免疫性溶血性贫血？

对于获得性溶血病人，直接 Coombs 试验阳性，为 IgG 或 C3 型，结合临床表现，可考虑为温抗体型自身免疫性溶血性贫血。直接 Coombs 试验阴性的自身免疫性溶血性贫血诊断较困难，必须进行更敏感的试验，如补体结合抗体消耗试验等，但一般临床医院尚无条件操作。

131. 什么是 Coombs 试验？

Coombs 试验即抗人球蛋白试验。自身免疫性溶血性贫血病人的红细胞表面常吸附有一些免疫球蛋白，如 IgG、IgM、IgA 及补体 C3 等，称为致敏红细胞。当这些致敏红细胞与抗人球蛋白血清接触后，能发生特异的凝集反应，称为抗人球蛋白直接反应。病人血清中的自身抗体可被正常人红细胞加以吸附。用吸附有自身抗体的红细胞与抗人球蛋白血清作用而发生凝集反应，称为抗人球蛋白间接反应。

132. 如何治疗自身免疫性溶血性贫血？

治疗自身免疫性溶血性贫血的原则为积极寻找原发病因，治疗原发病。

（1）糖皮质激素：为首选药物，作用机制为糖皮质激素可抑制淋巴细胞产生自身红细胞抗体，降低抗体与红细胞的亲和力，抑制巨噬细胞清除被附抗体红细胞的作用。开始剂量要足，减量不宜过快，维持时间应长。妊娠期慎用。

（2）脾切除术：脾是产生抗体的器官，又是致敏红细胞的主要破坏场所。脾切除后即使红细胞仍被致敏，但抗体对红细胞的生命期影响显著降低。

（3）利妥昔单抗：是一种直接针对 B 淋巴细胞表面 CD20 抗原的单克隆抗体，通常用于治疗 B 细胞淋巴瘤。用于治疗自身免疫性溶血性贫血是基于其可特异性清除 B 淋巴细胞，其中包括产生红细胞自身抗体的淋巴细胞，但其作用机制可能更为复杂。脾切除无效的病人，利妥昔单抗可能有效。

（4）其他免疫抑制剂：主要用于糖皮质激素治疗和脾切除术不能缓解者，脾切除术有禁忌证者，泼尼松需要量>10mg/d 才能维持者。常用药物有硫唑嘌呤、环磷酰胺、吗替麦考酚酯或环孢素等。妊娠期间此类药物不宜应用。

133. 什么是新生儿溶血病？

新生儿溶血病是由于母亲和胎儿血型不合，胎儿红细胞抗原恰为母体所缺乏者而引起母体免疫，母亲产生的抗体作用于胎儿或新生儿红细胞而发生的溶血。已发现的人类 26 个血型系统，400 多个血型中，引起新生儿溶血病的血型不合以 ABO 血型不合最常见，其次为 Rh 血型不合，其他如 MN、Kell、Duffy 系统等血型不合引起的新生儿溶血病较少见。

134. 新生儿溶血病的临床表现是怎样的？

新生儿溶血病的临床表现轻重不一。因 ABO 血型而溶血者在第一胎即可发病。因 Rh 血型不合而溶血者多在第二胎时发病。①轻型者：贫血较轻。②重型者：除有明显的贫血外，常伴有黄疸，病情进展快，可伴心力衰竭或死亡。③极重型者：多为 Rh 溶血，多为早产或胎儿在宫内发生溶血而致死胎；活产者伴有水肿、严重贫血及黄疸、肝大、脾大及心力衰竭，死亡率极高。

135. 如何诊断新生儿溶血病？

新生儿溶血病诊断依据主要包括孕产史、临床表现及实验室检查，其中孕产史和溶血试验对诊断很重要，临床表现及血清胆红素水平决定疾病的严重程度。

136. 如何预防及治疗新生儿溶血病?

（1）新生儿 ABO 型溶血：从产前检查开始，如产前对夫妇进行血型检测。已知母亲为 O 型血，父亲为 A 或 B 血型者，妊娠前检查抗 A 或 B 效价较高者，不建议妊娠，应口服中药或血浆置换治疗，体内 IgG 抗 A 或 B 效价降低，方可考虑妊娠。已妊娠者可通过检测母体的抗 A 或 B 效价，并适时予以药物干预（如黄疸茵陈冲剂），对预防新生儿 ABO 溶血病有一定作用。也可通过分子生物学方法检测胎儿血型，以便及早干预。

（2）新生儿 Rh 型溶血：从产前检查开始，如产前对夫妇进行血型检测。对有不良孕产史、已知母亲为 Rh 阴性而父亲为 Rh 阳性血型者、孕前检查抗 D 效价≥1∶16 者，不建议妊娠，应口服中药或血浆置换治疗。若体内 IgG 抗 D 效价降至 1∶8 或 1∶4 以下，方可考虑妊娠。Rh 阴性女性妊娠后应定期检测其抗 Rh 抗体效价，适时予以药物（如黄疸茵陈冲剂）降低抗体效价并使其维持在一定水平，对减少溶血病的发生和减轻症状可起一定作用。对 Rh 阴性的孕产妇在分娩第一胎或流产后，应在娩出后或流产后肌内注射抗 D 免疫球蛋白，以中和进入母体的 D 抗原，抑制 Rh 免疫反应。对有多次妊娠史者，妊娠期间检测 Rh 血型、血型抗体，必要时通过分子生物学技术测定胎儿的血型基因预测发生新生儿溶血病的可能性，以便尽早采取治疗措施。

137. 什么是冷抗体型自身免疫性溶血性贫血？

冷抗体型自身免疫性溶血性贫血的冷抗体为一种在低温下起作用的抗体，该病相对少见，占自身免疫性溶血性贫血的 10%～20%。冷抗体分为两种，一种冷抗体最适温度在 30℃ 以下，在 4℃ 时作用最为活跃，主要为 IgM。冷凝集素即属此种冷抗体，它为完全抗体，可在血液循环中直接与红细胞发生凝聚反应，在大量补体激活时发生溶血。另一种冷抗体称为冷-热抗体（Donath-Landsteiner antibody，简称 D-L 抗体），属 IgG，它在 20℃ 时开始附于红细胞表面上，激活补体，当温度升高后抗体又可与红细胞分离，但红细胞膜表面上的抗体反应继续进行，导致红细胞的溶解。

138. 冷抗体型自身免疫性溶血性贫血分几种？

冷抗体型自身免疫性溶血性贫血包括以下内容。①冷凝集素综合征：约占冷抗体型自身免疫性溶血性贫血的 90%，又分为原发性和继发性两类；②阵发性冷性血红蛋白尿症。

139. 哪些疾病可以继发冷凝集素综合证？

继发性冷凝集素综合征常见于：①淋巴系统增殖性疾病，如淋巴瘤、慢性淋巴细胞白血病和多发性骨髓瘤；②感染性疾病，如支原体肺炎、传染性单核细胞增多症、巨细胞病毒感染等。

140. 如何诊断与治疗冷凝集素综合征？

冷凝集素综合征的临床特点是：①遇冷发作或加重；②末梢循环功能障碍，由于毛细血管内红细胞聚集所致；③溶血为血管内溶血，可有血红蛋白尿及含铁血黄素尿；④实验室检查：Coombs 试验呈阳性，冷凝集素测定显示阳性，效价可达 1：（1000～10000）。

急性继发性冷凝集素综合征病程短，可自愈，不一定需药物治疗，以保暖和支持疗法为主。糖皮质激素和脾切除效果不佳。文献报道苯丁酸氮芥治疗而获得较好效果。该药可能使症状减轻、冷抗体效价降低及血红蛋白增多。环磷酰胺也可应用。

141. 阵发性冷性血红蛋白尿症病因是什么？

本病多与病毒感染有关，如上呼吸道感染、麻疹、腮腺炎及梅毒。本病的发生主要是由于冷溶血素所致。冷溶血素是一种自身抗体（D-L 抗体），属 IgG 类，具有很强的溶血作用。在低温寒冷时冷溶血素被激活，与红细胞大量结合，并固定补体于红细胞上，此时一般不引起溶血反应。当温度上升时，补体的活性明显增强，引起红细胞的大量破坏，发生急性血管内溶血。

142. 如何诊断阵发性冷性血红蛋白尿症？

阵发性冷性血红蛋白尿诊断标准包括如下内容。

（1）临床表现：多数受寒后即有急性发作，表现为寒战、发热（体温可高达 40℃）、全身无力及腰背痛，随后出现血红蛋白尿，多数持续数小时，偶有几天。

（2）实验室检查：发作时贫血严重、进展迅速，周围血红细胞大小不一及畸形，有球形细胞、红细胞碎片、嗜碱性点彩细胞及幼红细胞；反复发作者可有含铁血黄素尿；冷热溶血试验阳性；DAT 阳性为 C3 型。

诊断依据：受寒后的发作性血红蛋白尿；溶血性贫血的血象与骨髓象；尿含铁血黄素阳性；发作时直接抗人球蛋白试验阳性，间接多阴性；冷热溶血试验阳性。

143. 如何治疗阵发性冷性血红蛋白尿症？

多数继发性阵发性冷性血红蛋白尿症为自限性疾病，病人注意保暖可防止发作，顽固的反复发作可试用利妥昔单抗或其他细胞毒性免疫抑制剂，但疗效不肯定。糖皮质激素疗效不佳，切脾无效。如需输血的病人最好加温至 37℃ 后输入，应输注生理盐水洗涤过的红细胞悬液（无条件至少应用去血浆的红细胞）。冷性荨麻疹者可给予抗组胺药与肾上腺素类药。

144. 什么是药物免疫性溶血性贫血？

药物免疫性溶血性贫血的主要致病因素是药物，根据其发病机制，可分为以下几种。

（1）免疫复合物型：药物（奎宁、奎尼丁、非那西丁、对氨基水杨酸等）作为半抗原，与血清蛋白质结合形成抗原，引起免疫反应，刺激抗体（IgM，也可能是 IgG）产生，药物与抗体牢固地形成免疫复合物，并吸附在红细胞膜表面上，激活补体引起溶血，称免疫复合物型。病人既往常有用药史，药物应用剂量很小即可引致大量的红细胞破坏。发作时为急性血管内溶血表现，停药后溶血可很快消失，血象一般可在 2~3 周恢复正常。直接抗人球蛋白（主要抗补体）试验阳性。

（2）半抗原细胞型：又称青霉素型溶血性贫血。药物（青霉素类）作为一种半抗原，与红细胞膜及血清内蛋白质形成完全抗原，所产生的抗体与吸附在红细胞膜上的药物发生反应，不需补体参与即可导致红细胞破坏。青霉素与其他药物不同，青霉素或其代谢产物常常与红细胞膜紧密结合，不易被洗脱，一般是在大剂量（1200万~1500万单位/天）治疗时发生，并持续相当长时间。溶血发生较快，但为血管外溶血表现，停药几天或几周后溶血停止。病人直接抗人球蛋白试验呈强阳性，细胞膜表面上抗体几乎都为IgG，溶血停止后直接抗人球蛋白试验可持续2~3个月逐渐转为阴性。

（3）自身抗体型：又称甲基多巴型溶血性贫血。其发病机制并不十分明确，主要由于服用甲基多巴后引起溶血性贫血，此类型起病缓慢，有长期用药史，一般在用药3~6个月后发生溶血表现，直接抗人球蛋白试验呈阳性，停药后此试验可持续较长时间，逐渐转为阴性。

145. 治疗药物免疫性溶血性贫血的原则是什么？

治疗药物免疫性溶血性贫血的原则是：①立即停用有关药物；②肾上腺皮质激素的应用对自身抗体型有效；③必要时考虑输血。

146. 什么是微血管病性溶血性贫血？

微血管病性溶血性贫血是不同病因引起微小血管损伤、血管纤维素沉积或血栓形成，导致血管管腔狭窄，红细胞强行通过时因推挤、摩擦或撕裂而受到破坏，造成溶血的一种继发性疾病。其特点为血管内溶血、血涂片中可以见到多种破碎的红细胞和球形红细胞，常伴有血小板降低和小血管的血栓形成。

147. 哪些疾病可以导致微血管病性溶血性贫血？

　　导致微血管病性溶血性贫血的发病主要是小血管的内皮损伤和纤维蛋白、血小板的沉积。容易引起这种病理改变的疾病有：①溶血尿毒症综合征；②血栓性血小板减少性紫癜；③恶性肿瘤；④妊娠和产后有先兆子痫或子痫；⑤恶性高血压病；⑥弥散性血管内凝血；⑦感染；⑧免疫性疾病；⑨某些抗肿瘤药物，如丝裂霉素、博来霉素、米托蒽醌等。

148. 如何诊断微血管病性溶血性贫血？

　　依据病史、典型临床表现及实验室检查。关键在于原发病诊断及与伴有类似表现疾病之间的鉴别诊断。最典型的实验室检查表现是外周血涂片中发现畸形的破碎红细胞，如盔型、三角形、棘状红细胞和红细胞碎片等；网织红细胞计数通常升高，溶血严重时外周血可出现有核红细胞；血小板呈不同程度减少，凝血功能异常或弥散性血管内凝血；骨髓象示红系比例增高。

149. 如何治疗微血管病性溶血性贫血？

　　微血管病性溶血性贫血的治疗原则是：①治疗基础疾病；②血浆置换或输注新鲜冷冻血浆；③静脉输注免疫球蛋白、糖皮质激素、其他免疫抑制剂如长春新碱、抗凝及溶栓治疗等。

五

再生障碍性贫血

 150. 什么是再生障碍性贫血?

再生障碍性贫血（AA），简称再障，是指由化学、物理、生物因素或不明原因引起的骨髓造血功能衰竭，以骨髓造血细胞增生降低和全血细胞减少为特征，骨髓中无异常细胞浸润和网状纤维增多，临床以贫血、粒细胞和血小板减少所致的反复出血和感染为主要表现。我国再生障碍性贫血的年发病率为 0.74/10 万，可发生于各年龄段，青年人和老年人发病率较高；男、女发病率无明显差别。

151. 再生障碍性贫血的发生机制是什么?

目前，对再生障碍性贫血的发病机制尚不完全清楚，一般认为与以下四个方面有关。

（1）造血干细胞数量减少和内在缺陷是 AA 主要发病机制。

（2）异常免疫反应损伤造血干细胞。

（3）造血微环境支持功能缺陷。

（4）遗传因素。

152. 什么是造血干细胞?

造血干细胞具有增殖和向骨髓红系、粒系和巨核系祖细胞分化的能力。同时也具有不断地自我更新、维持在体内一定的数量和保持自己特性的能力，维持终身持续造血。造血干细胞在体内的数量极少，主要存在于骨髓、脾、肝等处，也有少量循环于外周血中。

153. 什么是造血微环境？

造血微环境是指在造血干祖细胞周围的一个比较稳定、有调控造血活性的空间。这个空间是由造血组织中的非造血细胞成分（包括微血管系统、神经成分、网状细胞、基质及其他结缔组织等）、成熟的血细胞及细胞因子（主要为红细胞生成素、血小板生成素）等组成。这个调控造血细胞增殖、分化的空间称为造血微环境。

154. 再生障碍性贫血如何分类？

再生障碍性贫血按病因学分类可分为：获得性再生障碍性贫血和遗传性再生障碍性贫血。获得性再生障碍性贫血又可分为原发性和继发性两种。临床上根据病人病情、血象、骨髓象及预后，将再生障碍性贫血分为非重型再生障碍性贫血、重型再生障碍性贫血两种。另外还有一种是以骨髓单纯红系造血衰竭为特征的再生障碍性贫血，称为纯红细胞再生障碍性贫血。

155. 什么是遗传性再生障碍性贫血？

遗传性再生障碍性贫血亦称为先天性再生障碍性贫血，是先天性染色体异常所致的一组骨髓衰竭症。主要包括范科尼贫血（FA）、先天性角化不良（DC）和舒瓦克曼-戴蒙德综合征（SDS）。其中范科尼贫血是最常见的遗传性再生障碍性贫血，1927年由瑞士医师范科尼（Fanconi）首先报道而得名。范科尼贫血是一种罕见的常染色体隐性遗传病，由于调节 DNA 稳定性的基因缺陷所致，全球发病率估计为百万分之一。

156. 哪些因素可以继发再生障碍性贫血?

与继发再生障碍性贫血相关的因素有如下几种。

（1）药物及化学物质：是引起再生障碍性贫血最常见的危险因素。药物与再生障碍性贫血的关系报道最多的是氯霉素，其次是保泰松。化学物质中苯类、杀虫剂及重金属类等具有骨髓毒性作用，其中以苯类最为常见。

（2）各种电离辐射：X 射线、γ 射线、放射性同位素进入细胞，影响有重要生物作用的大分子，破坏 DNA 和蛋白质，所有细胞都可能被电离辐射破坏。骨髓细胞中红细胞系最为敏感，其次是粒细胞，再次为巨核细胞系。

（3）病毒感染：各种类型的肝炎病毒、EB 病毒、风疹病毒、带状疱疹病毒、登革热病毒、流感病毒、人类免疫缺陷病毒，人 T 细胞白血病病毒等，均有损害骨髓造血，引起再障或骨髓造血受抑的报道。以肝炎病毒最为常见。

157. 再生障碍性贫血的临床表现特点是什么?

再生障碍性贫血的主要临床特点表现为贫血、出血和感染。原发病例和慢性病例大多起病徐缓，继发病例和急性病例颇多起病急骤。

（1）急性型或重型再生障碍性贫血：症状重，感染和出血是突出症状。发热、畏寒、出汗，口腔或咽部溃疡，多见皮肤感染、肺部感染，重者可因败血症而死亡。出血部位广泛，除皮肤、黏膜外，还常有深部出血，如便血、血尿、子宫出血，颅内出血可致死亡。贫血呈进行性加重，伴明显的乏力、头晕及心悸等。这种病例病情严重，病程短促，一般常用的对症治疗不易奏效。

（2）慢性型再生障碍性贫血：起病及进展较缓慢，贫血往往是首发及主要表现。常常表现倦怠无力，劳累后气促、心悸、头晕。出血较轻，以皮肤、黏膜为主。除妇女易有子宫出血外，很少有内脏出血。感染以呼吸道多见，症状也较轻微，合并严重感染者少。

158. 再生障碍性贫血的诊断标准是什么？

再生障碍性贫血的诊断标准如下。

（1）血常规检查：全血细胞减少，校正后的网织红细胞比例<1%，淋巴细胞比例增高。至少符合以下 3 项中 2 项：①Hb<100g/L；②PLT<100×10^9/L；③中性粒细胞绝对值<1.5×10^9/L。

（2）骨髓穿刺：多部位（不同平面）骨髓增生减低或重度减低；小粒空虚，非造血细胞（淋巴细胞、网状细胞、浆细胞、肥大细胞等）比例增高；巨核细胞明显减少或缺如；红系、粒系细胞均明显减少。

（3）骨髓活检（髂骨）：全切片增生减低，造血组织减少，脂肪组织和/或非造血细胞增多，网硬蛋白不增加，无异常细胞。

（4）除外检查骨髓衰竭性疾病。必须除外先天性和其他获得性、继发性骨髓衰竭性疾病。

159. 什么是急性造血停滞？

急性造血功能停滞也称为急性再生障碍危象，是多种原因导致的一过性严重骨髓造血衰竭，血中红细胞及网织红细胞减少或三系血细胞均减少，可于短期内自然恢复。急性造血功能停滞常由感染和药物引起，儿童与营养不良有关，起病多伴高热，贫血重，进展快，多误诊为急性再障。本病呈自限性过程，经有效治疗，一般经 2~4 周后可能恢复正常造血。

160. 如何治疗再生障碍性贫血？

由于再生障碍性贫血的病因和发病机制不同，因而没有一种治疗方法可以治疗所有的再生障碍性贫血病人。应根据不同类型选用不同的治疗方案。慢性再生障碍性贫血常需要经过长期综合性治疗才能取得满意效果，一般以雄激素、环孢素和中药为主，辅以支持疗法。急性再生障碍性贫血或慢性再生障碍性贫血转变而成的严重型再生障碍性贫血Ⅱ型者，一般治疗方法常无效，因此一经诊断应及早考虑造血干细胞移植，无合适供体则采用抗胸腺细胞球蛋白或抗淋巴细胞球蛋白等治疗。

161. 给再生障碍性贫血病人输血时应注意哪些问题？

由于再生障碍性贫血的病程长，病人需长期多次输血治疗，容易出现输血反应或因输血过多导致继发性血色病，故在给再生障碍性贫血病人输血治疗时应注意：①严格掌握输血的适应证；②应以少量多次输血为原则；③必要时对血清铁蛋白过高（>500 微克/升）者应同时用去铁的治疗。

162. 什么是重型再生障碍性贫血？临床表现如何？

临床上根据病人的病情、血象、骨髓象及预后，通常将再生障碍性贫血分为重型（SAA）和非重型（NSAA）。重型再生障碍性贫血起病急，进展快，病情重；少数可由非重型进展而来。其临床表现为：

①贫血。多呈进行性加重，苍白、乏力、头晕、心悸和气短等症状明显。②感染。多数病人有发热，体温在39℃以上，个别病人自发病到死亡均处于难以控制的高热之中。以呼吸道感染最常见，感染菌种以革兰阴性杆菌、金黄色葡萄球菌和真菌为主，常合并败血症。

163. 重型再生障碍性贫血如何治疗？

重型再生障碍性贫血的治疗原则、支持疗法除与普通再生障碍性贫血相同外，常用：①免疫抑制治疗，如抗胸腺细胞球蛋白（ATG），或抗淋巴细胞球蛋白（ALG），环孢素、大剂量甲基泼尼松等；②加用造血生长因子，如红细胞生成素（EPO）及粒-巨噬细胞集落刺激因子（GM-CSF）等；③异基因造血干细胞移植。

164. 什么是纯红细胞再生障碍性贫血？

单纯红细胞再生障碍性贫血（PRCA），简称纯红再障，是一种以正细胞正色素贫血、网织红细胞计数减低和骨髓幼红细胞显著较少或缺如为特征的综合征，是再生障碍性贫血的一种特殊类型。纯红细胞再生障碍性贫血包括先天性的（即戴蒙德-布莱可凡贫血）、自限性的（即溶血危象）和后天获得性的三种。

165. 什么是先天性纯红细胞再生障碍性贫血？

先天性纯红细胞再生障碍性贫血是一种婴幼儿贫血伴外周血网织红细胞减少、骨髓红系前体细胞缺乏的遗传性再生障碍性贫血，属少见病。1938年由戴蒙德（Diamond）和布莱可凡（Blackfan）描述为先天性低增生性贫血，故又称戴蒙德-布莱可凡贫血（DBA）。欧洲回顾性研究表明 DBA 在 ≤15 岁儿童中年发病率为（1.5～5.0）/100万，典型家系呈常染色体显性遗传，常染色体隐性遗传较少见。

约 1/3 患儿于出生时或出生后数周内确诊，90%以上患儿在 1 岁内确诊。早期儿童期贫血的症状包括面色苍白、神情淡漠、食欲缺乏及发育迟缓。体格异常见于约 1/3 病人，以颅面畸形最常见。典型表现为：亚麻色头发、鼻背塌、眼距宽、上唇厚和外表机灵。血液系统表现主要累及红系，贫血是主要表现。

166. 哪些疾病可以伴发纯红细胞再生障碍性贫血？

纯红细胞再生障碍性贫血的病因不清楚。多数人认为与 T 淋巴细胞免疫调节功能紊乱有关。临床上可以伴发纯红细胞再生障碍性贫血的疾病包括：①胸腺瘤；②病毒感染，如传染性单核细胞增多症、腮腺炎、病毒性肝炎及支原体肺炎等；③自身免疫性疾病，如系统性红斑狼疮、类风湿关节炎等；④肿瘤；⑤其他，肾衰竭、药物中毒等；⑥妊娠。

167. 治疗纯红细胞再生障碍性贫血的原则是什么？

治疗纯红细胞再生障碍性贫血的原则是：①停用可能引起药物相关性纯红再障的药物；②手术治疗，伴有胸腺瘤的纯红再障病人应尽可能实施胸腺切除术；③对症治疗：包括肾上腺皮质激素和免疫抑制剂及输血等。

168. 什么是骨髓增生异常综合征？

骨髓增生异常综合征（MDS）是一组起源于造血干细胞，以血细

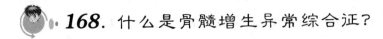

胞病态造血，高风险向急性髓系白血病（AML）转化为特征的异质性髓系肿瘤性疾病。临床表现可有全血细胞减少，亦可继发于某些造血组织肿瘤、免疫性疾病、接受免疫抑制剂或化学治疗后。目前对骨髓增生异常综合征尚无有效的治疗办法。对不同的病人选用诱导分化剂、去甲基化药物、化疗或对症治疗或可缓解病情。基因造血干细胞移植是目前唯一可能治愈 MDS 的疗法。

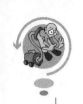

六

慢性病性贫血和继发性贫血

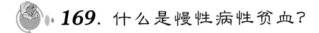

169. 什么是慢性病性贫血？

慢性病性贫血（ACD）是指继发于慢性感染、炎症性疾病和恶性肿瘤等慢性疾病的贫血。这类贫血具有铁代谢异常、红细胞生成素相对减少和骨髓对之反应迟钝的特点。目前认为是由于上述疾病中细胞因子的干扰而发病。慢性病性贫血是继缺铁性贫血后，发病率居第二位的贫血，也是住院病人中最常见的贫血。

170. 哪些疾病容易伴发慢性病性贫血？

容易伴发慢性病性贫血的疾病如下。①慢性感染：如肺脓肿、肺结核、心内膜炎、盆腔感染、骨髓炎、真菌感染及艾滋病等；②慢性炎症：如类风湿关节炎、风湿热、系统性红斑狼疮、严重创伤、烧伤及血管炎等；③恶性肿瘤：包括各类癌症、霍奇金淋巴瘤、非霍奇金淋巴瘤、白血病及多发性骨髓瘤等；④其他：酒精性肝病、心力衰竭及栓塞性静脉炎等。

171. 如何诊断慢性病性贫血？

由于缺乏特征性的单一指标，慢性病性贫血的诊断与许多其他疾病一样，也属排除诊断。加之其贫血发病机制的多样性，其诊断并不直接、简便，常致诊断延误。仔细询问病史、血液学检查及铁代谢参数检测非常重要。慢性病性贫血诊断依据如下。

（1）临床表现：轻至中度贫血；常伴随慢性感染、炎症或肿瘤。

（2）实验室检查：多为正细胞正色素性贫血，30%～50%可为小细胞低色素性贫血，但平均红细胞体积很少< 72fl；网织红细胞正常；骨髓铁染色提示铁粒幼细胞减少，巨噬细胞内铁粒增多；红细胞游离原卟啉增多；血清铁及总铁结合力均降低，转铁蛋白饱和度正常或稍低，通常为 16%～30%；血清铁蛋白升高。诊断慢性病性贫血时需先排除慢性疾病合并的失血、溶血及药物所致骨髓抑制等因素。

172. 慢性病性贫血在临床上需与哪些贫血进行鉴别？

慢性病性贫血在临床上应该与缺铁性贫血相鉴别。缺铁性贫血病人多有铁摄入减少、铁吸收不良或慢性失血明确病史，常见于育龄妇女和慢性胃肠疾病病人。慢性病性贫血几乎均同时伴近期新发或既往早已明确的各种基础疾病，铁缺乏病史不突出。二者可利用铁减少的机制不同，依据铁代谢参数检测进行鉴别诊断，一般不难。慢性病性贫血与缺铁性贫血的鉴别除临床表现外，主要靠实验室的铁指标结果的不同（表6-1）。

表6-1　缺铁性贫血与慢性病性贫血铁指标的不同

贫血种类	血清铁	总铁结合力	转铁蛋白饱和度	铁蛋白	骨髓铁	转铁蛋白受体
缺铁性贫血	↓	↑	↓	↓	缺如	↑
慢性病性贫血	↓	↓	正常或↓	↑	↑	↓

173. 如何治疗慢性病性贫血？

针对原发病治疗是最重要的治疗方法。慢性病性贫血病人较之无贫血基础病病人预后更差，且若不经治疗，其贫血常逐渐加重，心排血量代偿性增加，负荷加大。因此，中度贫血、年龄>65岁、合并其他风险因素如冠心病、呼吸系统疾病、慢性肾脏疾病等，均需积极纠正贫血。严重贫血病人可用输血治疗。在原发病难以治愈情况下，可用促红细胞生成素（EPO）治疗。

174. 什么是继发性贫血？

继发性贫血是指由于非造血系统疾病（如肝病、肾病、消化道疾病和内分泌系统疾病）的症状引起的贫血。常由于系统疾病的食欲缺乏、恶心、呕吐、胃肠道失血（便血或呕血）或造血功能障碍而致。不一定伴有铁代谢紊乱或细胞因子的干扰。

175. 为什么肝病会引起继发性贫血？

肝脏是人体的重要器官，体内糖代谢、蛋白质代谢、内分泌激素代谢以及多种维生素的吸收、储存和代谢都在肝脏内进行。许多造血原料如维生素 B_{12}、叶酸和铁均在肝脏内储存，一些凝血物质在肝脏内合成，蛋白质特别是与贫血相关的某些蛋白质，如运铁蛋白都是由肝脏合成的，肝脏也能产生少量促红细胞生成素刺激造血，生成红细胞。因此，当肝脏功能发生障碍时常伴有或多或少的血液异常变化。因此，由肝病引起贫血的发病率甚高，急性或慢性肝脏疾病，尤其是慢性肝炎与肝硬化，贫血的发病率更高。

176. 肾性贫血的病因有哪些？

　　肾病晚期伴慢性肾衰竭时常伴有贫血称为肾性贫血。贫血的程度常与肾功能减退的程度相关。造成肾性贫血的病因主要如下。

　　（1）促红细胞生成素（EPO）产生不足：促红细胞生成素主要是由肾组织分泌的。促红细胞生成素是一种对红细胞的增殖、成熟与释放起重要调节作用的物质，当多种肾脏疾病晚期引起肾衰竭时，则促红细胞生成素分泌减少，甚至缺乏，致使红细胞生成受到障碍而发生贫血。

　　（2）晚期肾功能不全的病人血浆内可存在一种抑制促红细胞生成素的物质，加重红细胞的生成障碍而加重贫血。

　　（3）慢性肾衰竭病人体内毒性代谢产物的积聚，造成红细胞存在种种代谢障碍，使得红细胞生存时间缩短，也就是红细胞的寿命缩短。

　　（4）有 1/3~1/2 慢性肾衰竭病人合并有血小板功能障碍，可有出血倾向。

　　进行血液透析的病人，由于长期摄入来自透析液的微量铝，最后可导致铝中毒以及慢性肾衰竭，之后可引起甲状旁腺功能亢进、贫血。

 177. 哪些内分泌疾病会伴发贫血？

　　内分泌系统疾病如甲状腺功能减退症或亢进症、肾上腺皮质功能减退症、腺垂体功能减退症、甲状旁腺功能亢进症均可继发贫血。其病理生理机制未完全阐明，一般认为贫血是机体对内分泌功能低下状态所致机体耗氧量下降的一种生理性调节；各内分泌激素可直接影响红细胞造血过程。甲状腺激素、糖皮质激素、雄激素可协同强化 EPO 促红系造血功能，因此，激素水平异常可直接参与贫血发生。

178. 如何治疗继发性贫血?

治疗原则是治疗原发系统性疾病,纠正其异常病理生理过程,消除对正常红细胞造血的影响,去除贫血的诱因。根据具体发病机制,进行针对性纠正贫血的治疗。

(1) 继发于慢性肾功能不全的贫血:①透析治疗,通过清除体内积存的代谢物,消除其对正常造血的负性抑制作用。② EPO,无论何种原因所致肾功能损害,给予补充 EPO 均能改善贫血症状,提高血红蛋白浓度。③铁剂和叶酸,大部分病人可予常规补充。④雄激素,可刺激 EPO 合成并发挥效应。⑤红细胞输注,急性失血或贫血严重者,需及时输注红细胞。

(2) 继发于内分泌疾病的贫血:处理原发病,纠正内分泌紊乱。一般内分泌疾病得到专科治疗后,贫血症状均有不同程度改善。可协同应用 EPO、雄激素、补充造血原料叶酸和铁剂,必要时输注红细胞改善贫血状况。

(3) 继发于肝病的贫血:以原发肝病治疗为主,积极保肝治疗,改善肝功能,加强病人营养。肝硬化合并消化道出血或脾功能亢进者可考虑外科手术治疗。合并溶血性贫血发作者应戒酒,去除不良诱因。视病人造血原料缺乏种类补充造血原料。对合并出血者可补充铁剂或输血。

七

其 他 贫 血

179. 什么是铁粒幼细胞贫血？

铁粒幼细胞贫血（SA），是铁利用异常导致血红蛋白合成障碍的低色素性贫血。其特点是体内铁利用障碍，骨髓中有大量环形铁粒幼红细胞，红细胞无效生成。临床上表现为小细胞低色素性贫血。

180. 铁粒幼细胞贫血分为几类？

根据病因不同，铁粒幼细胞贫血可分为：①遗传性铁粒幼细胞贫血，伴性染色体遗传（X连锁）；常染色体隐性遗传；常染色体显性遗传（骨髓-胰腺综合征）。②获得性特发性铁粒幼细胞贫血。③可逆性铁粒幼细胞贫血。

181. 哪些疾病可以继发铁粒幼细胞贫血？

继发性铁粒幼细胞贫血可见于：①慢性炎症，如类风湿关节炎。②肿瘤：如白血病、淋巴瘤、多发性骨髓瘤和转移癌等。③重金属或药物接触：如铅、乙醇、雷米封、吡嗪酰胺及氯霉素等。

182. 如何诊断铁粒幼细胞贫血？

诊断铁粒幼细胞贫血的依据如下。①临床表现：遗传性者多于儿童或青少年起病。成年时大多有铁负荷过多的表现，如肝大、糖尿病、皮肤色素沉着等。获得性者多伴有原发病或用药史。②实验室检查：为小细胞低色素性贫血；骨髓中铁粒幼细胞增多，可见环形铁粒幼细胞，铁染色示细胞外铁增多；血清铁和转铁蛋白均增多。③用铁剂治疗无效。

183. 如何治疗铁粒幼细胞贫血？

铁粒幼细胞贫血的治疗原则是：①治疗原发疾病，如有用药情况，则应停用。②大剂量使用维生素 B_6 20~50mg，每天三次。③对症治疗：如雄激素、肾上腺激素、去铁胺或必要时输血或放血治疗。

184. 什么是血色病？

血色病是由于体内铁负荷过重、组织中铁沉积过多，导致各器官功能受损伤的疾病。主要可表现为皮肤色素沉着、肝硬化、糖尿病、性功能减退及心功能不全等。

185. 血色病的病因为何？

造成血色病的病因常为：①特发性（或遗传性）。由于遗传的缺陷（基因中 *Cqs282* 缺乏），使病人小肠黏膜失去对铁吸收调节的能力，铁的吸收无限制。②血红蛋白合成障碍。铁的利用减少，如铁粒幼细胞贫血。③反复大量输血后。如慢性再生障碍性贫血和重型珠蛋白生成障碍性贫血等。④食物中铁含量过多时，如非洲班图人长期饮用含铁量高的啤酒等。

186. 如何诊断血色病?

诊断血色病的依据是:①临床表现。全身皮肤色素沉着伴有含铁血黄素沉积于器官的表现(糖尿病、肝硬化、心律失常和心力衰竭、性欲减退等)。②实验室检查。血清铁、转铁蛋白饱和度和血清铁蛋白均显著增高。③肝穿刺活检病理。示肝细胞内大量含铁血黄素沉积。④去铁胺试验。24 小时尿铁排泄量>5mg。

187. 如何治疗血色病?

血色病的治疗原则是:①静脉放血。血红蛋白正常的病人采用此法,维持血红蛋白在 110g/L 左右;②贫血的病人用去铁剂(铁螯合剂)治疗;③对症治疗。对糖尿病、肝硬化、心力衰竭及性腺功能减退予以对症治疗。

188. 什么是骨髓病性贫血?

骨髓病性贫血是由于骨髓被肿瘤或其他异常组织浸润,骨髓的造血功能和微环境被破坏而致的贫血。其特点是贫血伴粒细胞及红细胞的幼稚细胞在周围血中出现。

189. 哪些疾病可伴有骨髓病性贫血?

骨髓病性贫血常由于下列疾病所致:①转移癌侵犯骨髓,如乳腺癌、肺癌、前列腺癌、胃癌及神经母细胞瘤等。②血液系统恶性肿瘤对骨髓的浸润,如白血病、淋巴瘤、骨髓瘤及恶性组织细胞增生症等。③骨髓纤维化,如原发性及继发性的骨髓纤维化。④各类感染侵及骨髓，如细菌、真菌及结核等。⑤其他，某些代谢异常病如脂质沉积症、骨硬化症等。

 190. 如何诊断骨髓病性贫血？

诊断骨髓病性贫血的依据是：①临床表现。除原发病的表现外，常有骨痛或伴局部隆起、病理性骨折、肝大、脾大。②实验室检查。正常细胞性贫血，周围血涂片中可见到幼稚粒细胞和幼稚红细胞。③骨髓穿刺或活检病理可找到肿瘤细胞或骨髓纤维组织增生。④骨骼X线检查示骨质有破坏。

191. 治疗骨髓病性贫血的原则是什么？

治疗骨髓病性贫血的原则是：①治疗原发的基础疾病；②对症及支持治疗，如贫血、骨髓纤维化或脾功能亢进等。

192. 妊娠期的贫血是什么原因造成的？

正常妊娠期由于内分泌激素增多，造成血容量增加而发生血液稀释，导致血红蛋白浓度和红细胞计数降低，称为"妊娠期生理贫血"。妊娠期由于血容量增加及胎儿的需要，对铁及叶酸的需要量增加，如果补充不足，也会出现营养性缺铁或缺叶酸性贫血。

193. 妊娠期贫血对母婴有何不良影响？

妊娠期轻度或中度贫血时，孕妇对感染的防御力差，产后出血的耐受力也差。一般对胎儿的影响不大。严重贫血（Hb<60g/L）时由于孕妇缺氧，可导致早产及低体重儿的发生增加，亦容易造成新生儿

窒息的发生。叶酸缺乏的孕妇容易发生流产、早产、低体重儿及胎盘早期剥离，胎儿颅咽管畸形及唇腭裂的发生率高，亦可能使胎儿容易出现颅咽管瘤。

194. 如何预防妊娠性贫血?

妊娠期营养性贫血是可以预防的：①妊娠期注意营养，特别是应多进食富含铁、叶酸的食物；②妊娠 4 个月后应定期查血象及血清铁、叶酸等指标，如有缺乏应及时补充。

195. 如何治疗妊娠期贫血?

妊娠期营养性贫血（指缺铁性贫血或缺叶酸性巨幼细胞贫血）可在妊娠第 4 个月开始，根据缺少的内容给予补充治疗。如果是其他类型贫血，则需在妊娠早期就诊，确定是否能继续妊娠及采取相应的治疗。

196. 老年人常见的贫血是哪几种?

老年人贫血相当多见，有人统计发生率可达 17%～26%，老年人贫血多数继发于其他疾病，对健康的影响较大。老年人常见的贫血是：①营养性贫血，包括缺铁性贫血、缺叶酸或缺维生素 B_{12} 性巨幼细胞贫血，因为老年人牙不好，消化功能差，怕血脂高，常有偏食习惯。老年人常有萎缩性胃炎是导致维生素 B_{12} 缺乏的原因。②慢性病性贫血，老年人的慢性疾病（肿瘤、感染和免疫性疾病）较为常见。③继发性贫血，继发于各种慢性系统性疾病。④其他，如铁粒幼细胞贫血、自身免疫性溶血性贫血均好发于老年人。

197. 老年人贫血在临床表现上有何特点？

　　老年人贫血的临床表现特点是：①贫血发生常较隐蔽，常被系统性疾病的症状所掩盖，特别是有心血管疾病时；②一般人常认为"年纪大了总会面色不好"，而不会及时去医院检查，使贫血不能及时发现；③老年人贫血时神经精神症状常较为突出，如淡漠、无欲等，常易误诊为精神神经系统疾病。

八

预 防 贫 血

 198. 如何正确补铁？

铁缺乏是常见的导致贫血的因素，因此正确补充铁元素对预防贫血非常重要。一般情况下，铁的吸收和排泄保持动态平衡，人体一般不会缺铁。只有在需要增加、铁的摄入不足及慢性失血的情况下才导致缺铁。

人体每天所需铁的总量为 20~25mg。人体每天所需的铁有两部分来源：大部分来自衰老的红细胞破坏后释放出的铁，少量来源于日常膳食。一般成年人每天从食物中摄取 1.0~1.5mg 的铁即可维持体内铁的平衡。然而，生长发育时期的婴幼儿、青少年、育龄和妊娠、哺乳期妇女铁的需要量应增加到每天 2~4mg。

很多食物中都含有铁，一般按铁的含量分为：①富含铁来源，动物血、肝脏、鸡肫、牛肾、大豆、黑木耳、芝麻酱；②比较丰富来源，瘦肉、红糖、蛋黄、猪肾、羊肾、干果；③一般来源，鱼、谷物、菠菜、扁豆、豌豆、芥菜叶。

动物食物中的铁可直接被吸收，吸收率约为 20%，较植物铁高很多。植物中的铁多为三价的胶状氢氧化铁，需还原成二价的亚铁离子或与铁螯合物结合后才能被吸收，否则容易与植酸等结合成不溶解的复合物，造成植物铁的吸收率较低，为 1%~7%。

此外，维生素 C 能使铁保持在二价状态，前面已经提到，只有二价铁才能被人体吸收利用。

因此，如果一餐膳食中增加维生素 C 50～100mg，铁的吸收率可提高 2～3 倍。但前提是，如果膳食中铁的总量不足，即便大量补充维生素 C 也不能有效增加铁吸收量。

199. 如何正确补充叶酸？

叶酸缺乏可导致巨幼细胞贫血，因此预防巨幼细胞贫血应合理补充叶酸。成人每日叶酸需要量为 50～75μg。妊娠及哺乳期的妇女以及婴儿的需要量较大。一般食物中的含量可以充分供应机体的需要。叶酸广泛存在于各种动植物食品中，富含叶酸的食物包括动物肝脏、肾脏、鸡蛋、豆类、酵母、绿色新鲜蔬菜、水果等。但食物中的叶酸在烹调时或腌制及储存过久时可受到破坏，尤其加水煮沸损失更大。

联合国世界卫生组织推荐每日叶酸需要量为：6 个月以内婴儿为 40～50μg，7～12 月龄为 120μg，1～12 岁为 200μg，13 岁以上为 400μg，孕妇为 800μg，哺乳期为 600μg。当人体对叶酸需求量较大时，可适当通过服用叶酸制剂补充。

200. 如何正确补充维生素 B_{12}？

缺乏维生素 B_{12} 可导致恶性贫血。因此，维生素 B_{12} 与叶酸合用可用于恶性贫血的预防与治疗。

人体维生素 B_{12} 主要来源于动物性食物，如肝脏、肾脏和各种肉类。因为人体内肝脏中维生素 B_{12} 的储存量极为丰富（成人约为 4mg），所以成人每日维生素 B_{12} 的最低需要量仅为 2.5μg。但应注意的是，在 6～18 个月的婴儿，由于从母体中所获得的维生素 B_{12} 已用完，约有 90% 的患儿因喂养不当或未能及时补充含维生素 B_{12} 的食物而导致维生素 B_{12} 缺乏症。此外，婴儿如患胃肠道感染或长期腹泻也

会导致维生素 B_{12} 的缺乏。

使用维生素 B_{12} 制剂进行治疗时需注意，维生素 C 可破坏维生素 B_{12}。同时给药或长期大量摄入维生素 C 时，可使维生素 B_{12} 血浓度降低。此外，使用维生素 B_{12} 制剂可能出现低血钾。

201. 补血越多越健康吗？

有些人迷信补血，认为补血就是补健康。其实这是一种误解。因治疗需要，在医师指导和监测下，补充有关制剂，可以起到防病治病的功效。但盲目迷信补血品，甚至滥用乱用，不仅难以起到补血的效果，还会导致各种健康问题。非缺铁性贫血者不宜使用铁剂，因为长期用铁剂治疗，会使体内铁负荷过重，损害心、肝、胰等重要器官，危害巨大。

目前，市场上各种补血药物、补血保健品名目繁多，既有传统的补血药物、补血保健品、中药和中成药，又有冠以高科技产品名称的生物制剂，它们各有不同的药理性能及临床适应证，故病人应根据自己贫血的性质选用适当药物。要知道，没有一种补血药能治疗一切贫血，乱用补血药，不但无效，反而会延误治疗，浪费药物，有时还会使本可以治愈的原发病失去治愈的机会，造成严重后果。

202. 预防缺铁性贫血有哪些饮食建议？

（1）纠正不良的饮食习惯，如偏食、挑食等。对长期偏食和素食的人，要进行营养宣教，改变其不良的饮食习惯。

（2）补充富含铁食物，如海带、紫菜、豆类及其制品、各种肉类、禽蛋类及动物的肝、肾等。尤其是婴儿、幼儿、青少年、孕妇、哺乳期妇女应多食含铁量丰富的食物。

（3）采用铁制炊具，对预防和纠正缺铁性贫血有益处。

（4）对月经量过多的妇女和有慢性失血的病人更应多补充含铁高的食物。补充充足的蛋白质，特别是优质蛋白，如鸡蛋、瘦猪肉等。这样既可以促进铁的吸收，又可以为人体合成血红蛋白提供必需的材料。

（5）缺铁病人不宜饮用浓茶，茶中的磷酸盐和鞣酸盐能与铁结合形成不易溶解的复合物，使铁的吸收显著减少。

（6）适量补充富含维生素 C 的食物，如新鲜的蔬菜、水果等，也可在医师的指导下，补充适量的维生素 C 制剂，以促进铁的吸收。

203. 如何预防巨幼细胞贫血？

（1）加强营养知识教育，纠正偏食及不良的烹调习惯。

（2）不酗酒。

（3）血液透析及胃肠手术病人应加强营养，补充叶酸、维生素 B_{12}。

（4）服用影响叶酸、维生素 B_{12} 吸收和/或利用的药物时应及时补充叶酸、维生素 B_{12}。

（5）婴儿应提倡母乳喂养，合理喂养，及时添加辅食。

（6）孕妇应多食新鲜蔬菜和动物蛋白质，妊娠后期可补充叶酸。

204. 如何预防再生障碍性贫血？

对于继发性再生障碍性贫血来说，关键是去除病因，尤其是放射性物质接触的工作人员，应遵守操作规程，定期检查血象。工农业生产者应严格执行保护措施减少毒物的吸收。滥用药物必须引起重视，特别是有碍造血器官的药物，如解热镇痛药、抗肿瘤药物、氯霉素等。一般营养性贫血应积极治疗，以免迁延不愈发展成再生障碍性贫血。

食疗对预防再生障碍性贫血有一定帮助，病人应注意自己的饮食，多食用高蛋白、高维生素饮食，如肝、肾、红色瘦肉、鱼、禽、动物血、蛋奶；含铁丰富的食物，如海带、紫菜、豆类及其制品、各种肉类、禽蛋类。避免进食硬的食物，小心鱼刺等损伤牙龈及口腔黏膜。同时要注意食用卫生与烹饪方法，避免感染及少食不新鲜食物。

 205. 预防溶血性贫血有哪些措施？

（1）对相关疾病的高发区或好发人群、有相关遗传性疾病家族史者，男女双方婚前均应进行相关筛查性检查。有遗传性溶血性贫血或发病倾向者在婚前、婚后应进行遗传学相关的婚育咨询，以避免或减少死胎及溶血性疾病患儿的出生。

（2）如已明确为化学毒物或药物引起的溶血，应避免再次接触或服用。

（3）G6PD 缺乏者禁食蚕豆及其制品和氧化性药物，如伯氨喹、奎宁、磺胺药、呋喃类、氯霉素、维生素 K 等。

206. 老年人如何预防贫血？

老年人在预防贫血上应注意以下事项。

（1）保证足够的营养，特别是铁元素的摄入量，多吃富含铁质的食物，如肉类、动物肝、豆类、绿色蔬菜等。

（2）劳逸结合，积极参加体育锻炼，增强食欲，不要过分节制饮食，及时纠正偏食。保证足够的睡眠。

（3）当出现四肢乏力、疲劳、嗜睡、失眠、心悸、面色苍白等症状，应及时去医院检查，诊治原发病，如痔疮、慢性胃炎等。

（4）口服补铁药物，一般二价铁疗效好、易吸收。常用的为硫酸亚铁、2.5%的硫酸亚铁合剂。服用铁剂时要忌饮茶，因为茶叶中含有鞣酸，可使铁盐沉淀，妨碍铁的吸收。口服铁剂一般需要1~2个月，贫血才能得到纠正。当血红蛋白恢复正常后，应再继续服小量铁剂3~6个月或至铁蛋白恢复正常，以增加铁的储存。

参 考 文 献

［1］阮长耿，王建祥. 中华医学百科全书：血液病学［M］. 北京：中国协和医科大学出版社，2018.

［2］李蓉生. 贫血210个怎么办［M］. 北京：中国协和医科大学出版社，2001.

［3］孙凤，王金环，郝晶. 中医血液科主治医生862问［M］. 北京：中国协和医科大学出版社，2014.

［4］于康. 贫血症的饮食解决方案［M］. 北京：中国协和医科大学出版社，2005.

［5］丁淑贞，郝春燕. 血液科临床护理［M］. 北京：中国协和医科大学出版社，2016.

［6］周剑峰，孙汉英，张义成. 血液病诊疗指南［M］. 3版. 北京：科学出版社，2022.

［7］胡允平. 贫血［M］. 北京：中国医药科技出版社，2009.

［8］高海燕，刘亚波，吕成芳. 血液病临床检验诊断［M］. 北京：中国医药科技出版社，2021.